肩关节功能障碍评估和手法治疗：

改善挛缩　缓解疼痛　恢复关节功能

编　　著：〔日〕赤羽根良和

原书主审：〔日〕林典雄

主　　译：谢　地

副 主 译：陈卉芳　丛　丽

译　　者：（以姓氏拼音为序）

　　　　　陈卉芳　丛　丽　董兆亮　刘海斌

　　　　　王红艳　谢　地　于学美

U0239797

北京科学技术出版社

KATA KANSETSU KOSHUKU NO HYOKA TO UNDO RYOHO by Yoshikazu Akabane, Norio Hayashi
Copyright © Yoshikazu Akabane, Norio Hayashi 2013
Original Japanese edition published by Publisher of Motion and Medical Co., Ltd.
Simplified Chinese translation rights arranged with Publisher of Motion and Medical Co., Ltd. through Eric Yang Agency, Inc, Seoul.
Simplified Chinese translation rights © Beijing Science and Technology Publishing Co., Ltd.

著作权合同登记号　图字：01–2021–5589

图书在版编目（CIP）数据

肩关节功能障碍评估和手法治疗 : 改善挛缩、缓解疼痛、恢复关节功能 / （日）赤羽根良和编著；谢地主译 . — 北京 : 北京科学技术出版社 , 2022.8
    ISBN 978–7–5714–2232–5

Ⅰ.①肩… Ⅱ.①赤… ②谢… Ⅲ.①肩关节–功能性疾病–诊疗 Ⅳ.①R684

中国版本图书馆CIP数据核字（2022）第058472号

责任编辑：苏　畅　张真真	电　　话：0086–10–66135495（总编室）
责任校对：贾　荣	0086–10–66113227（发行部）
图文制作：北京永诚天地艺术设计有限公司	网　　址：www.bkydw.cn
责任印制：吕　越	印　　刷：北京捷迅佳彩印刷有限公司
出 版 人：曾庆宇	开　　本：787 mm × 1092 mm　1/16
出版发行：北京科学技术出版社	字　　数：250千字
社　　址：北京西直门南大街16号	印　　张：14
邮政编码：100035	版　　次：2022年8月第1版
ISBN 978–7–5714–2232–5	印　　次：2022年8月第1次印刷

定价：180.00元

前　言

回忆起来，我成为物理治疗师已经有 10 多年了。我最初在爱知县丰田市的吉田骨科医院工作，那个时候的康复科和现在不一样，以物理治疗为主。我还记得入职后，林典雄老师给我布置了 2 个任务：每天学习 3 小时，以及 2 万张以上的健康人的 X 线片阅片。

从那时开始，我养成了一有时间就读文献的习惯，如果一段时间不读文献，心里就感觉不踏实。但是，X 线片的阅片任务则遇到一些麻烦，原因是阅片只能在诊疗室内进行，我和当时的同事中宿先生（现为吉田骨科医院康复科主任）商量后，决定休息日到医院的诊疗室进行阅片。

我现在依然记得，对于开始时无法理解的 X 线片，在读了 1 万张片子后，我竟可以分清软组织的位置关系及形态了。只有在理解健康人的 X 线片后，才能从骨折的形态推测出软组织的受损情况及术后的康复效果。因此，X 线片阅片是非常重要的。

本书总结了肩关节功能障碍（尤其是肩关节挛缩）的评估方法和治疗策略。准确辨别软组织挛缩在临床实际工作中是非常困难的。为了帮助物理治疗师准确辨别引起挛缩的因素（肌肉、韧带、关节囊）并进行治疗，本书对肩关节挛缩的评估和运动治疗方法做了详细的讲解。

肩关节依靠软组织的支撑获得稳定性，软组织挛缩是引起肩关节功能障碍的原因之一。除了炎症期，肩关节活动受限的原因均以软组织挛缩为主，骨等其他因素的影响几乎没有。

另外，为了准确地掌握病情，发现确切压痛的触诊技术也非常重要，因为压痛意味着疾病。此外，掌握软组织的立体形态，对附着部位之间的软组织进行牵伸也是必要的。肌肉经常会出现压痛、挛缩、短缩，如果能在正确的时间正确地收缩、拉伸肌肉，就可以提高治疗效果。

本书包含很多从日本骨科康复学会获得的知识和技术，如果没有各位会员老师的帮助，本书将无法完成。非常感谢各位老师！

还要感谢我学生时代的恩师林典雄先生（现任运动器官功能解剖学研究所所长），非常感谢他在百忙之中审阅并校正我的文稿，也衷心感谢他教给我的、作为物理治疗师最重要的基本概念和精髓。此外，非常感谢关东劳灾医院康复中心的今屋健先生、胜木秀治先生以及健康学园的园部俊晴先生对本书的详细审读和修改，还有根据我的要求设计和作图的谷本健先生，参与本书版式设计的大见广道先生，运动与医学出版社的工作人员，以及负责拍摄的佐藤骨科诊所的齐藤正佳先生、服部润先生。非常感谢大家！

佐藤骨科诊所物理治疗师　赤羽根良和

目　录

第 2 章　肩关节挛缩的评估

第 3 章　肩关节挛缩的治疗思路

第 6 章　肩关节上方支持组织粘连引起的肩关节挛缩

第 7 章　关节囊韧带引起的肩关节挛缩

第 8 章 肩胛带功能不全与肩关节挛缩的关系

第 1 章
肩关节的基础知识

1.1　肩关节复合体

肩关节复合体由肱骨、肩胛骨、锁骨的骨性结构和附着于其上的软组织组成。肩关节复合体分为解剖学关节和功能学关节。前者是指盂肱关节、肩锁关节、胸锁关节，这些关节里存在滑膜、关节囊，呈现关节本来的结构。后者是指 C-C 机制、第 2 肩关节、肩胛胸廓关节，这些结构没有滑膜组织。功能学关节发挥辅助解剖学关节的功能或提高效率的作用。另外，肩袖疏松部随着关节肢位的变化其内压也会变化，以使关节运动稳定，对肩关节复合体发挥着重要的作用。

对肩关节复合体进行治疗时，需要准确评估组成肩关节复合体的各结构的功能，基于评估结果制订运动治疗方案并实施。

1.1.1　基本结构

肩关节复合体的基本结构由起到支持作用的肱骨、肩胛骨、锁骨和有助于活动性、支持性、稳定性等功能的软组织（肌肉、肌腱、韧带、滑膜、关节囊、滑囊）组成。临床诊疗时需要考虑三维空间中这些基本结构有怎样的位置关系变化，也有必要考虑相应的功能解剖。

（1）肱骨近端的特征和必要的解剖学知识

肱骨近端有半球形的肱骨头，其表面由透明软骨构成。解剖颈附近有关节囊附着，其远端是大结节和小结节。小结节和大结节之间的沟被称为结节间沟，肱二头肌长头肌腱（long head of biceps，LHB）在这里走行。见图 1-1。

关节囊的前部附着在大结节、小结节的近端至解剖颈之间，关节囊的后部附着在裸区（bare area）的外周（图 1-2）。关节囊的一部分肥厚的韧带样弹性纤维被称为盂肱韧带。小结节上方有盂肱上韧带，小结节内侧有盂肱中韧带，解剖颈的前下缘附着有盂肱下韧带前束，解剖颈的后下缘附着有盂肱下韧带后束。见图 1-3。

大结节有上面、中间面和下面 3 个面，依次是冈上肌、冈下肌、小圆肌的附着部位（图 1-4）。冈上肌的肌腹向位于肌前缘的肌内腱集中，止于大结节最前端，一部分止于小结节（图 1-5）。冈下肌分为横行纤维和斜行纤维，最强韧的肌腱广泛附着于大结节的前缘（图 1-6）。小圆肌的上部纤维附着于大结节的下面，下部肌束广泛附着于上部纤维附着部的下面（图 1-7）。肩胛下肌从小结节前面到小结节的上面广泛附着，一部分到达关节盂。这部分纤维被称为舌部，与喙肱韧带和盂肱上韧带一起在结节间沟的上部形成单元（图1-8）。

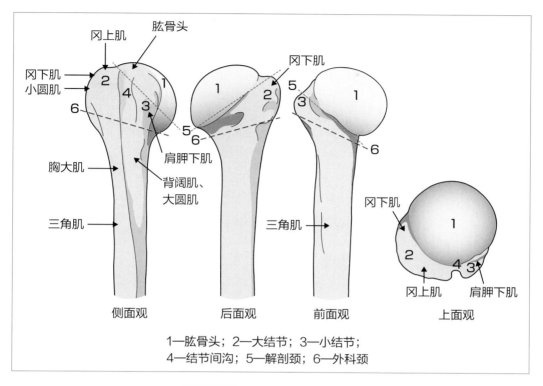

1—肱骨头；2—大结节；3—小结节；
4—结节间沟；5—解剖颈；6—外科颈

图1-1 肱骨（右）的解剖

肱骨近端由肱骨头、解剖颈、外科颈、大结节、小结节构成，并附着有很多肌肉

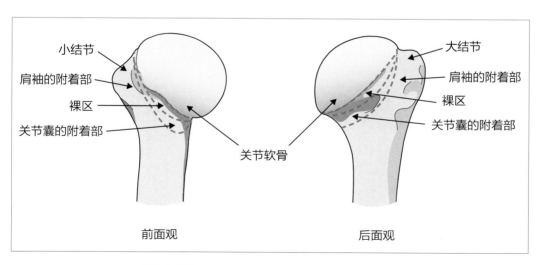

图1-2 关节囊附着在肱骨（右）的部位

关节囊前部附着在大结节、小结节的近端到解剖颈之间的区域，后部附着于裸区的外周

3

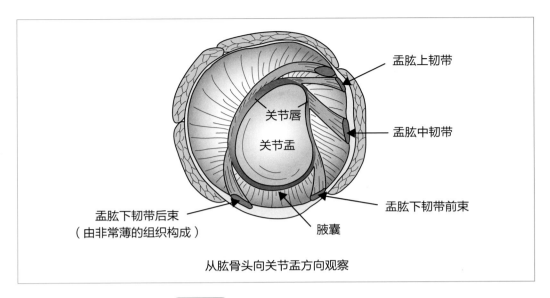

关节唇

关节盂

盂肱上韧带

盂肱中韧带

盂肱下韧带前束

盂肱下韧带后束
（由非常薄的组织构成）

腋囊

从肱骨头向关节盂方向观察

图 1-3 盂肱韧带（右）的解剖

关节囊的一部分肥厚的韧带样弹性纤维被称为盂肱韧带。盂肱上韧带附着在小结节的上方，盂肱中韧带附着在小结节内侧，盂肱下韧带前束附着在解剖颈的前下缘，盂肱下韧带后束附着在解剖颈的后下缘

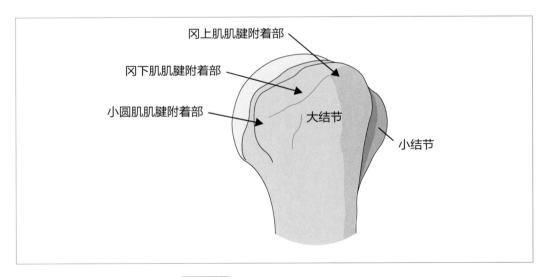

冈上肌肌腱附着部

冈下肌肌腱附着部

小圆肌肌腱附着部

大结节

小结节

图 1-4 大结节（右）的解剖

大结节有上面、中间面、下面 3 个面，依次是冈上肌、冈下肌、小圆肌的附着部位

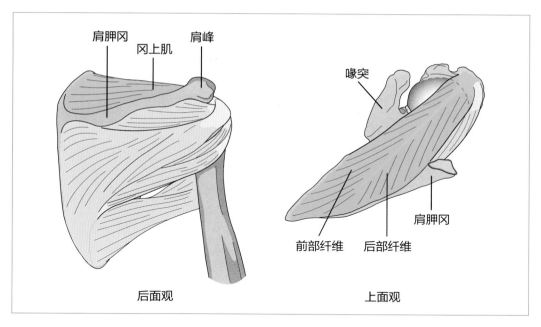

图 1-5　冈上肌的解剖

冈上肌的肌腹向位于肌前缘的肌内腱集中，止于大结节的最前端，一部分止于小结节

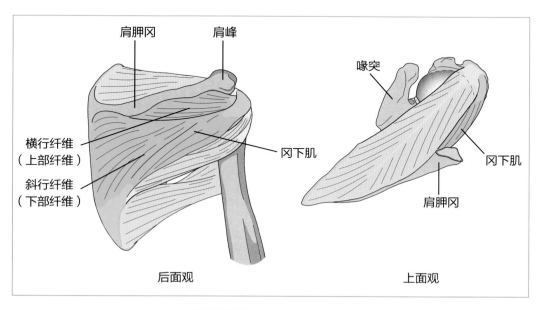

图 1-6　冈下肌的解剖

冈下肌分为横行纤维和斜行纤维，最强韧的肌腱广泛附着在大结节的前缘

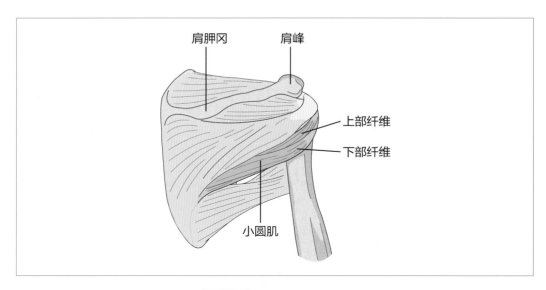

图 1-7　小圆肌的解剖

小圆肌的上部纤维止于大结节下面，下部纤维广泛附着在上部纤维附着部的下面

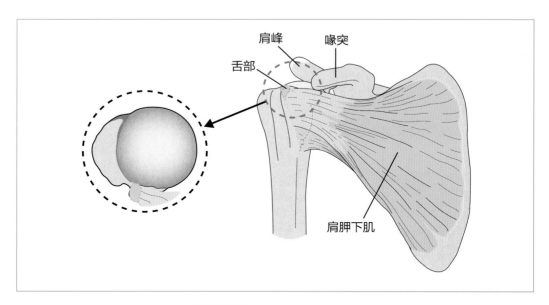

图 1-8　肩胛下肌的解剖

肩胛下肌广泛附着在从小结节前面到小结节上面的区域，一部分到达关节盂，这部分纤维被称为舌部

（2）肩胛骨的特征和必要的解剖学知识

肩胛骨是扁骨，位于胸廓的背侧，与肱骨构成盂肱关节，与锁骨构成肩锁关节。另外，肩胛骨与胸廓构成功能学关节，即肩胛胸廓关节。见图1-9。

肩胛骨有2个面（前面、后面）、3个缘（上缘、内侧缘、外侧缘）、3个角（上角、下角、外侧角）（图1-10）。

前面是指肩胛下窝，是肩胛下肌的起始处。

后面以肩胛冈为界限，上部叫作冈上窝，下部叫作冈下窝。冈上窝为冈上肌的起始处，冈下窝为冈下肌斜行纤维的起始处，肩胛冈下缘为冈下肌横行纤维的起始处。见图1-11。

肩胛骨上缘有肩胛上神经通过的肩胛切迹，其外侧是喙突。在喙突基底部有喙肱韧带。喙锁韧带由斜方韧带和锥状韧带构成（图1-12）。斜方韧带附着于喙突整个基底部，锥状韧带附着于喙突基底部的内侧缘。喙肱韧带起始于喙突基底部，广泛附着于肩袖疏松部到冈上肌肌腱的上、下面和肩胛下肌肌腱的前、后面，以强化肩袖（图1-13）。喙肱韧带中从喙突下部起始的纤维经小结节跨越肩袖疏松部，广泛附着于大结节的后部。另外，胸小肌附着于喙突，并在喙肱韧带的上面走行，广泛附着于大结节和关节盂后上缘（图1-14）。相当于喙突前端的所谓"喙"的部分，有喙肩韧带、肱二头肌短头肌腱、喙肱肌肌腱附着，后两者形成共同腱（图1-15）。

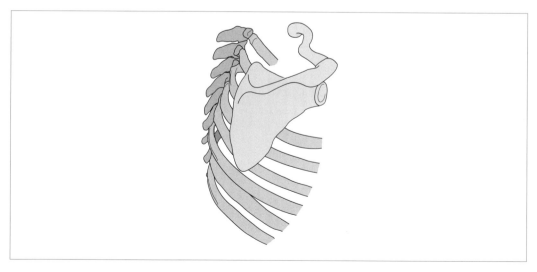

图1-9 肩胛胸廓关节的解剖

肩胛胸廓关节是功能学关节，由肩胛骨和胸廓构成

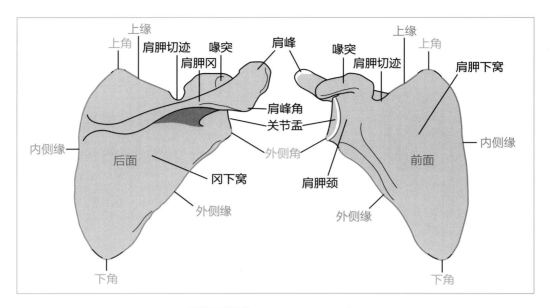

图 1-10　肩胛骨的解剖①

　　肩胛骨有 2 个面（前面、后面）、3 个缘（上缘、内侧缘、外侧缘）、3 个角（上角、下角、外侧角）

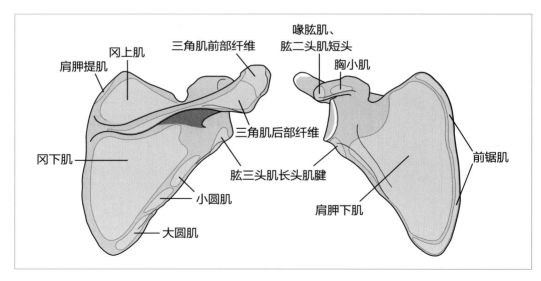

图 1-11　肩胛骨的解剖②（肌肉附着部）

　　由于肩胛骨上附着有许多肌肉和韧带，附着于肩胛骨上的软组织的功能对肩胛骨的运动有很大影响

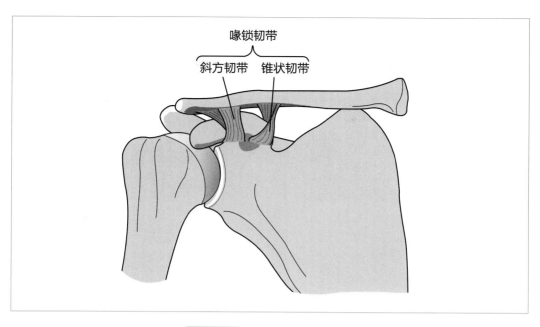

喙锁韧带
斜方韧带　锥状韧带

图1-12　喙锁韧带的解剖

斜方韧带是连接锁骨外侧 1/3（斜方韧带线）和喙突上内侧面的韧带，锥状韧带是连接锁骨外侧 1/3（锥状韧带结节）和喙突基底部的韧带

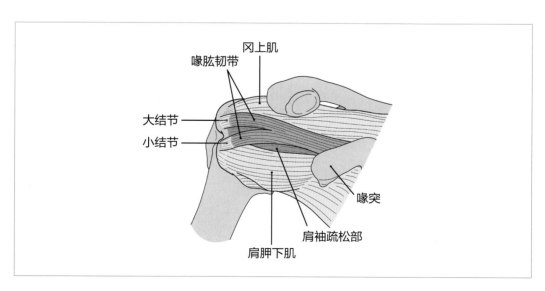

喙肱韧带　冈上肌
大结节
小结节
喙突
肩袖疏松部
肩胛下肌

图1-13　喙肱韧带的解剖

喙肱韧带起于喙突基底部，广泛附着于冈上肌肌腱的上、下面，以及肩胛下肌肌腱的前、后面

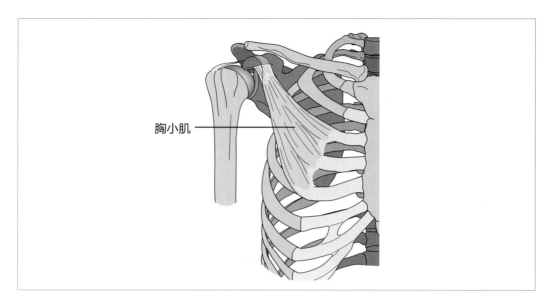

图 1-14　胸小肌的解剖

胸小肌附着于喙突，走行在喙肱韧带的上面，广泛附着于大结节及关节盂后上缘

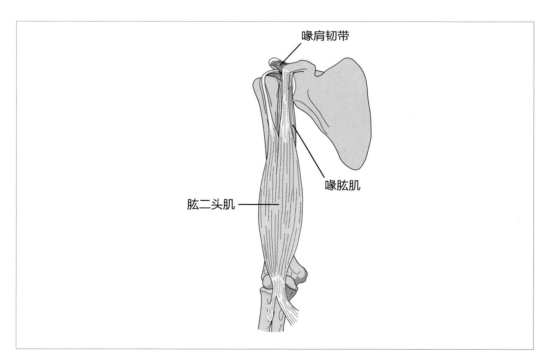

图 1-15　喙肩韧带、肱二头肌短头、喙肱肌的解剖

喙突的前端有喙肩韧带、肱二头肌短头肌腱、喙肱肌肌腱附着，后两者形成共同的肌腱

10

肩胛提肌、菱形肌和前锯肌（图1-16）附着在肩胛骨内侧缘，尽管它们在胚胎学上是躯干肌，但它们是与上肢运动密切相关的特殊肌肉。小圆肌的上部纤维和大圆肌起于肩胛骨外侧缘，小圆肌的下部肌束起于其与冈下肌之间的筋膜（图1-17）。位于肩胛骨外侧角的关节盂与肱骨头形成关节，关节盂周围有关节唇和关节囊。另外，在外侧角处的关节下结节是肱三头肌长头肌腱的附着处（图1-18）。

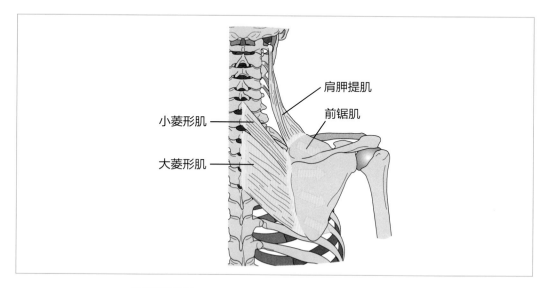

图1-16 肩胛提肌、菱形肌和前锯肌的解剖

肩胛骨内侧缘有肩胛提肌、菱形肌和前锯肌附着，形成以内侧缘为中心相互协调的结构

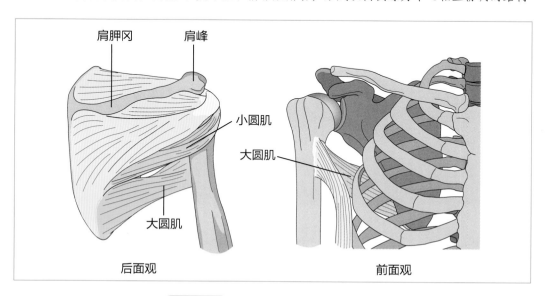

后面观　　　　　　　　　前面观

图1-17 小圆肌、大圆肌的解剖

肩胛骨外侧缘有小圆肌、大圆肌附着，起始于外侧缘的小圆肌是上部肌纤维束，下部肌纤维束起于其与冈下肌之间的筋膜

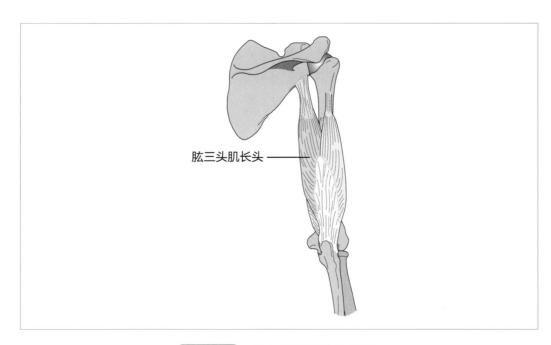

肱三头肌长头

图 1-18 肱三头肌长头的解剖

肩胛骨外侧角处的关节下结节是肱三头肌长头肌腱的附着处

（3）锁骨的特征和必要的解剖学知识

锁骨位于胸骨和肩峰之间，呈"S"形（图1-19），与肩胛骨构成肩锁关节，并与胸骨构成胸锁关节，连接着躯干和上肢。

锁骨外侧 1/3 的前缘附着有三角肌，锁骨内侧 1/2 的前面附着有胸大肌锁骨部纤维，锁骨的胸骨端附着有胸锁乳突肌锁骨部纤维。

1.1.2 解剖学关节

解剖学上的肩关节是形成所谓凹凸关节结构的滑膜关节，由盂肱关节、肩锁关节、胸锁关节构成。伴随着运动，这些关节内有滑动、滚动、转动等运动。

（1）盂肱关节

盂肱关节是肩关节复合体的主体关节，也就是狭义的肩关节，也称第 1 肩关节。这个关节由相对较大的"球"（肱骨头）和较浅的"窝"（关节盂）构成（图 1-20），在多个方向上有较大的活动度。相对于髋关节（关节盂大且深，具有骨性稳定性），肩关节则通过软组织弥补骨性稳定性的不足。其在功能上是多轴关节，能够进行三维运动。

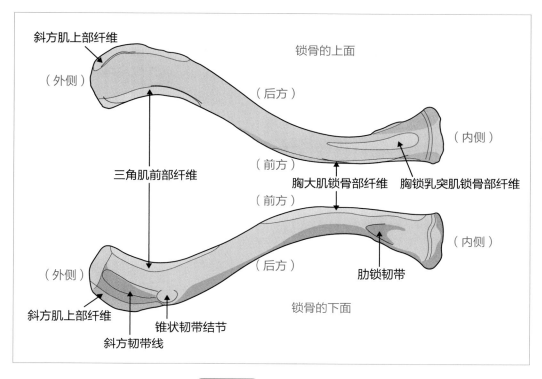

图 1-19　锁骨的解剖

锁骨位于胸骨和肩峰之间，呈"S"形，很多肌肉和韧带在其上附着

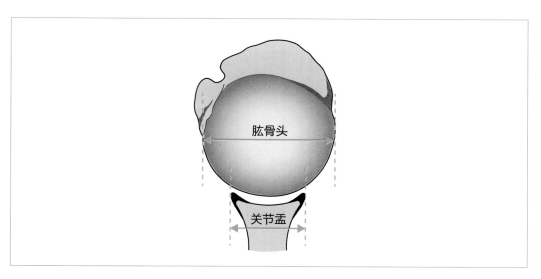

图 1-20　"球"（肱骨头）与"窝"（关节盂）的关系

由于小的关节盂支撑大的肱骨头，盂肱关节的活动度较大，具有骨性不稳定性

（2）肩锁关节

肩锁关节是由锁骨肩峰端和肩峰构成的关节，关节内有关节盘，关节周围有肩锁韧带。肩锁关节发挥着作为肩胛骨运动中心轴的功能。肩关节上提时，肩胛冈与锁骨的夹角增大，肩锁韧带的后部纤维紧张；肩关节下降时，肩胛冈与锁骨的夹角减小，肩锁韧带的前部纤维紧张，限制运动。见图1-21。

肩胛骨相对于锁骨的活动度为围绕垂直轴的活动度约30°，围绕矢状轴的活动度约50°，围绕冠状轴的活动度约30°（图1-22）。

（3）胸锁关节

胸锁关节是由锁骨胸骨端和胸骨柄构成的关节，关节内有关节盘，关节前、后部分别有胸锁前、后韧带，存在连接两锁骨的锁间韧带以及连接锁骨与肋骨的肋锁韧带（图1-23）。胸锁关节是锁骨运动的中心轴。

相对于胸骨，锁骨围绕矢状轴上提的活动度约为45°，下降的活动度约为5°；围绕垂直轴屈曲的活动度约为15°，伸展的活动度约为15°；围绕冠状轴后旋的活动度约为50°（几乎不向前旋转）。见图1-24。

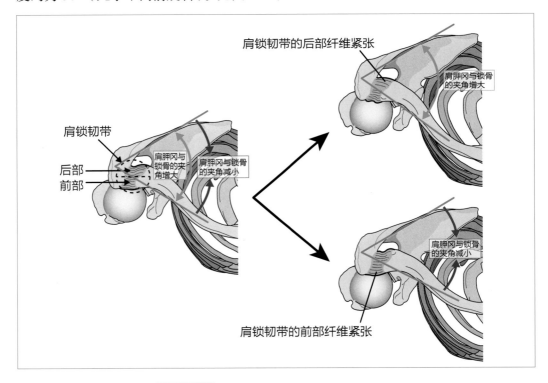

图1-21 肩锁韧带的解剖（上面观）

肩锁韧带是连接锁骨肩峰端和肩峰的韧带

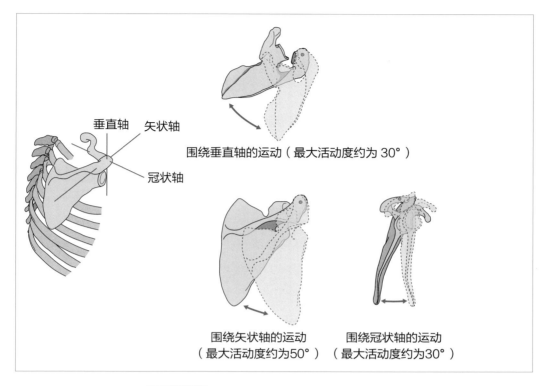

垂直轴　矢状轴

冠状轴

围绕垂直轴的运动（最大活动度约为30°）

围绕矢状轴的运动　　　围绕冠状轴的运动
（最大活动度约为50°）　（最大活动度约为30°）

图1-22　肩胛骨相对于锁骨的运动方向

肩胛骨相对于锁骨的活动度为围绕垂直轴约30°、围绕矢状轴约50°、围绕冠状轴约30°

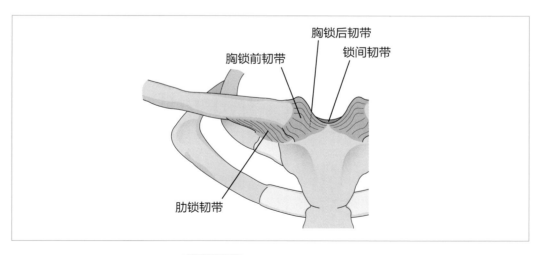

胸锁后韧带

胸锁前韧带　　　锁间韧带

肋锁韧带

图1-23　胸锁关节的解剖

　　胸锁前韧带是连接胸骨柄前面和锁骨胸骨端前面的韧带，锁间韧带是连接两锁骨胸骨端的韧带

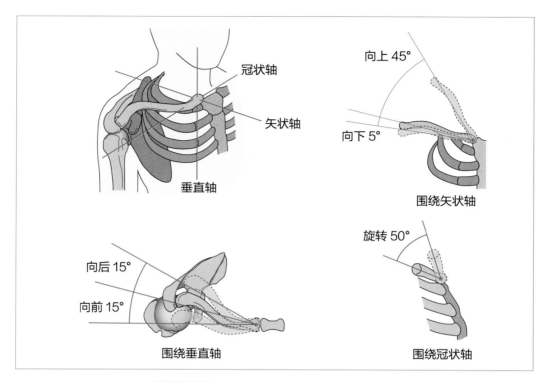

冠状轴
矢状轴
垂直轴

向上 45°
向下 5°
围绕矢状轴

向后 15°
向前 15°
围绕垂直轴

旋转 50°
围绕冠状轴

图 1-24　锁骨相对于胸骨的运动方向

相对于胸骨，锁骨沿矢状轴有约 50° 的活动度，沿垂直轴有约 30° 的活动度，沿冠状轴有约 50° 的活动度

1.1.3　功能学关节

功能学关节非滑膜关节，由 C-C 机制、第 2 肩关节、肩胛胸廓关节构成。其辅助解剖学关节，以提高关节的功能效率，参与维持关节的稳定性和支持性。

（1）C-C 机制

C-C 机制是指通过喙锁韧带对肩锁关节和胸锁关节进行调节。喙锁韧带的外侧部分是斜方韧带，内侧部分由锥状韧带构成（图 1-12）。锥状韧带可限制肩胛冈与锁骨的夹角增大（肩胛骨的外展、上旋），斜方韧带可限制肩胛冈与锁骨的夹角减小（肩胛骨的内收、下旋）（图 1-25）。

C-C 机制的作用：①防止锁骨上提；②悬吊肩胛骨；③控制肩胛冈与锁骨的夹角。①和②是斜方韧带和锥状韧带的共同作用，③是各韧带单独的作用，韧带产生的张力可控制锁骨和肩胛骨的位置关系。

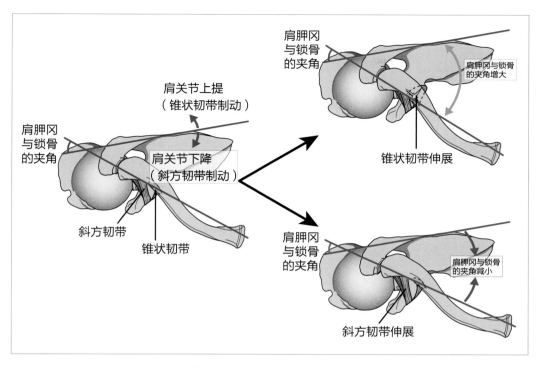

肩胛冈
与锁骨
的夹角

肩关节上提
（锥状韧带制动）

肩胛冈与锁骨
的夹角增大

肩胛冈
与锁骨
的夹角

肩关节下降
（斜方韧带制动）

锥状韧带伸展

斜方韧带

锥状韧带

肩胛冈
与锁骨
的夹角

肩胛冈与锁骨
的夹角减小

斜方韧带伸展

图1-25　喙锁韧带的功能

肩关节上提，肩胛冈与锁骨的夹角增大；肩关节下降，肩胛冈与锁骨的夹角减小

（2）第2肩关节（肩袖、喙肩弓、肩峰下滑囊、大结节）

盂肱关节（第1肩关节）是解剖学关节，第2肩关节是功能学关节。喙肩弓由喙突、肩峰及连接两者的喙肩韧带构成（图1-26）。喙肩弓的正下方有肩峰下滑囊，对肩袖的滑动结构发挥重要作用。

第2肩关节的作用：①提高盂肱关节的功能；②对肩袖的上升有下压作用（depressor）；③增大杠杆力；④促进肩关节外展时大结节顺利通过喙肩弓下。

（3）肩胛胸廓关节

肩胛胸廓关节是由肩胛骨和胸廓构成的关节，不存在滑膜组织（图1-9）。肩胛骨通过附着的肌肉完成自身运动的同时，当肱骨进行流畅的运动时，肩胛胸廓关节也可起到固定肩胛骨的作用。

肩胛骨的运动有上提、下降（向上、向下的运动），内收、外展（向内和向外的运动），以及上旋、下旋（关节盂朝向上方和下方的运动）（图1-27）。

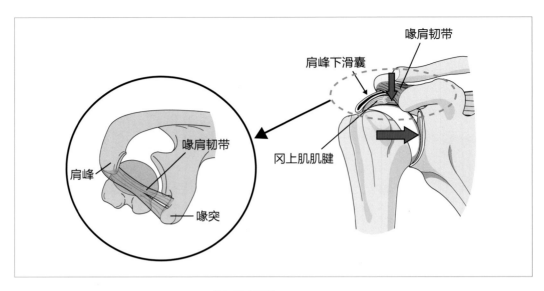

图1-26　喙肩弓

喙肩弓是由喙突和肩峰及两者之间的喙肩韧带构成的弓状的顶。从上方按压冈上肌肌腱可提高肩袖的杠杆作用力

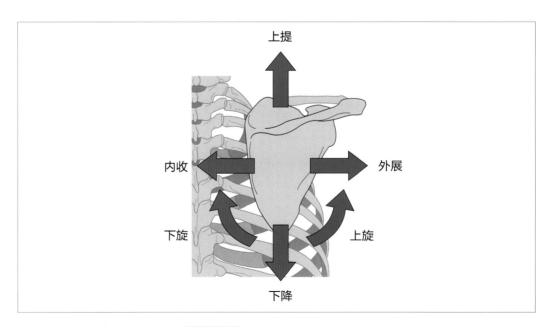

图1-27　肩胛骨的基本运动

肩胛骨的基本运动有上提、下降（向上、向下的运动），内收、外展（向内和向外的运动），以及上旋、下旋（关节盂向上、向下的运动）

1.1.4　肩袖疏松部周围的解剖

冈上肌肌腱和肩胛下肌肌腱之间的间隙被称为肩袖疏松部。肩袖疏松部有适当的间隙且能发生适度的形变，在缓解肩袖紧张和形变方面发挥重要的作用。肱二头肌长头肌腱走行在此间隙内，并附着于盂上结节。在肱二头肌长头肌腱的上面覆盖着喙肱韧带。喙肱韧带和一般的韧带不同，不是由致密结缔组织构成，而是由疏松结缔组织构成的柔软组织。

（1）肩袖疏松部

肩袖疏松部位于肩关节的前上方，正如其名，是肩袖疏松的部位。另外，肩袖疏松部由冈上肌肌腱的前部纤维、肩胛下肌肌腱的上部纤维、喙肱韧带、盂肱韧带及关节囊构成（图1-28）。佐志认为，肩袖疏松部对肩关节的稳定性和力学缓冲起到重要的作用。

吉村提到，在肩关节最大上提位或外展、外旋位或伸展位时喙肱韧带紧张，并且构成舌部的肩胛下肌上部纤维和盂肱韧带也可提高喙肱韧带的紧张度，发挥对肱二头肌长头肌腱的支持作用。

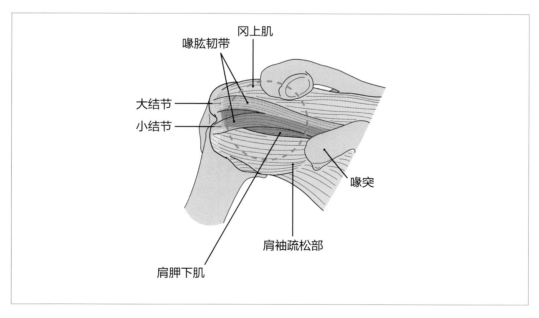

图1-28　肩袖疏松部的解剖

肩袖疏松部是冈上肌肌腱和肩胛下肌肌腱之间的间隙。由冈上肌肌腱的前部纤维、肩胛下肌肌腱的上部纤维、喙肱韧带及关节囊构成

（2）肱二头肌长头肌腱

肱二头肌长头肌腱随着肩关节的运动而伸展和滑动，在长轴方向有很大的自由度。特别是在关节内到结节间沟之间，肱二头肌长头肌腱由于滑动速度很快、容易发生摩擦，是容易引起功能障碍的组织之一。

在肱骨头水平，肱二头肌长头肌腱被喙肱韧带、盂肱上韧带、冈上肌肌腱前部纤维、肩胛下肌肌腱上部纤维包围，肱二头肌长头肌腱由此获得支撑（图1-29），此为传动系统（pulley system）。在结节间沟水平，贯穿关节腔的肱二头肌长头肌腱被结节间沟和表层的横韧带包围而变得稳定。但是，在结节间沟远端的位置，由于肱二头肌长头肌腱不进行大幅度的伸展和滑动，所以不存在包围肱二头肌长头肌腱的组织。

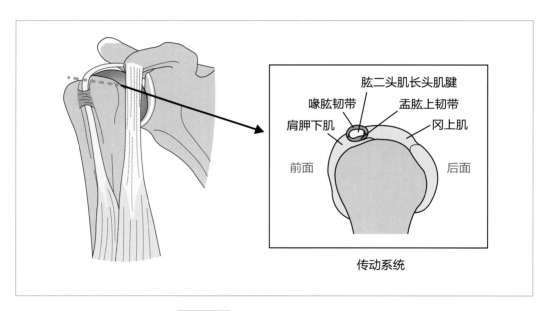

图 1-29 肱二头肌长头的解剖

　　肱骨头水平的肱二头肌长头肌腱被喙肱韧带、盂肱上韧带、冈上肌肌腱前部纤维、肩胛下肌肌腱上部纤维所包围

20

1.2 肩关节运动和肩关节特有的肢位

肩关节运动是通过以关节轴为中心进行旋转完成的，运动轴和运动面各有 3 个（图 1-30）。

另外，为了在空间上确认各关节的位置关系，以运动轴和运动面为基准，能够明确关节的运动方向。

对于肌腱的作用，一般均是以基本肢位为基准来阐述其作用的。但是，在肩关节处，肌肉和韧带的伸展程度根据关节肢位的不同而发生很大的变化。即使是相同的肌肉，根据开始运动位置的不同，也会出现不同的作用或相反的作用。在临床上，能够立体地想象空间中肌肉的作用是很重要的。

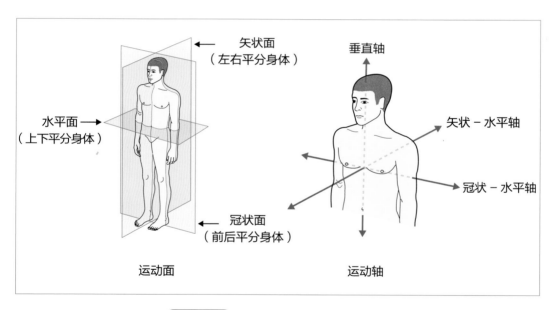

图 1-30 身体的运动面和运动轴

身体运动是通过围绕关节轴在运动面上进行旋转运动来完成的

1.2.1　肩关节的运动方向和旋转运动肢位

肩关节的屈曲、伸展是围绕冠状轴在矢状面上的运动，内收、外展是围绕矢状轴在冠状面上的运动。与此对应，根据关节肢位的不同，旋转运动的运动轴和运动面也不同，因此有必要对各肢位进行定义。

从基本肢位开始，将肘关节屈曲 90° 的肢位称为第 1 肢位（图 1-31a）。该肢位下的旋转运动是围绕垂直轴在水平面上的运动。第 1 肢位的内旋是手部靠近腹部的运动，外旋是手部离开腹部的运动。从第 1 肢位开始，将肩关节外展 90° 的肢位被称为第 2 肢位（图 1-31b）。该肢位下的旋转运动是围绕冠状 – 水平轴在矢状面上的运动。第 2 肢位的内旋是将手部向下的旋转运动，外旋是将手部向上的旋转运动。从第 2 肢位开始，肩关节水平屈曲 90° 的肢位被称为第 3 肢位（图 1-31c）。这里的旋转运动是围绕矢状 – 水平轴在冠状面上的运动。第 3 肢位的内旋是手部向下的旋转运动，外旋是手部向上的旋转运动。

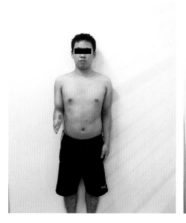 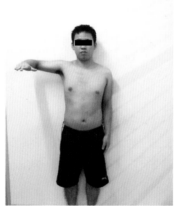 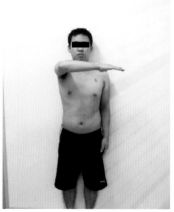

a. 第 1 肢位　　　　　　　　b. 第 2 肢位　　　　　　　　c. 第 3 肢位

图 1-31　旋转肢位

肘关节屈曲 90° 的肢位为第 1 肢位，从第 1 肢位将肩关节外展 90° 的肢位为第 2 肢位，从第 2 肢位将肩关节水平屈曲 90° 的肢位为第 3 肢位

1.2.2 零位

所谓零位（zero position），是指肱骨的长轴和肩胛冈的长轴在一条直线上的肢位，通常是冠状面外展150°的肢位（图1-32）。这个肢位是肱骨侧的结节间沟和肩胛骨侧的盂上结节最接近的肢位，内侧肌和外侧肌的收缩力几乎全部起着向心的作用。见图1-33。

棍田等报道，利用CT图像测得的在零位时盂肱关节的旋转活动度为63.9°，占肩关节活动度的68%，比以往的研究报道的活动度大。另外，西中等使用"3D-to-2D"进行定位测量，结果显示，在零位的旋转运动中，整个旋转区域内肱骨头上、下方向的移位在1.7 mm以内，并保持着向心位。

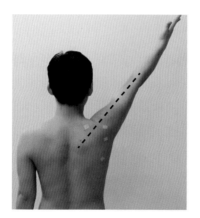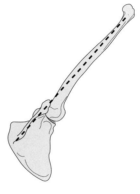

图1-32 零位

肩关节外展150°、肱骨长轴和肩胛冈在一条直线上的肢位。肱骨侧的结节间沟和肩胛骨侧的盂上结节最接近

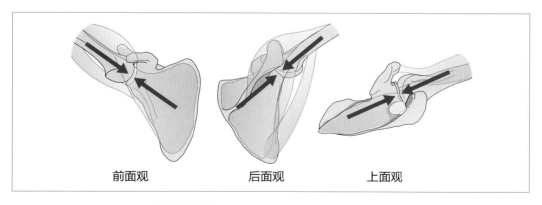

前面观　　　　　　后面观　　　　　　上面观

图1-33 零位时肌肉的走行和功能

零位时跨肩关节肌肉的所有旋转力矩减小，发挥向心作用。特别是内部肌肉由于在关节轴附近走行，其作用占比较大

1.3 盂肱关节的稳定性结构

盂肱关节与其他四肢关节相比具有特别大的活动度，这是由于其骨性结构不稳定，因此盂肱关节周围具备各种各样的稳定性结构以使其相对稳定。

盂肱关节的稳定性结构分为静态稳定性结构和动态稳定性结构。

1.3.1 静态稳定性结构

静态稳定性结构包括关节囊、喙肱韧带和关节唇。

（1）关节囊、喙肱韧带

关节囊近端附着于关节唇周围，远端附着于大结节、小结节至解剖颈。肥厚的部分被称为喙肱韧带，增加了关节囊的弹性。关节囊和喙肱韧带合称为关节囊韧带。关节囊韧带随肩关节的上提和旋转角度的不同，紧张的部位也不同。因此，如果应用这些知识进行评估，可以明确挛缩部位，这直接关系到治疗。

（2）关节囊的容量和关节内压

正常盂肱关节的关节内压在上肢下垂位时是 $-50\ cmH_2O$，呈负压状态。并极的一项关于尸体肩关节的研究显示，因为这个负压的作用，在 1 kg 左右向远端牵引的负荷下，即使除去肩袖以外的肌腱和软组织，盂肱关节也不会发生脱臼。

（3）关节唇

关节唇围绕在关节盂周围，通过加深较浅的关节盂，以加强肩关节的稳定性（图1-34）。关节唇的厚度在前方、后方、上方约为 3 mm，下方不足 4 mm，下方结构较厚。另外，上方关节唇和关节盂的结合在功能上是比较松弛的。因此，在肱骨上方走行并附着在上方关节唇上的肱二头肌长头肌腱对肱骨上方偏位的缓冲也起到很重要的作用。

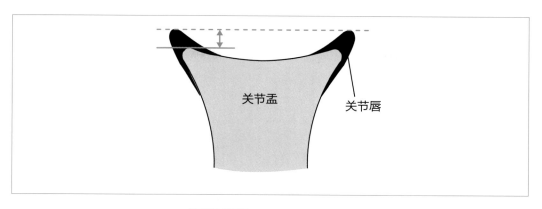

关节盂

关节唇

图 1-34　关节唇的解剖

关节唇围绕于关节盂周围，通过加深较浅的关节盂，可加强肩关节的稳定性

1.3.2　动态稳定性结构

盂肱关节的动态稳定性结构是肩袖（冈上肌、冈下肌、小圆肌、肩胛下肌），其半动态稳定性结构是肱二头肌长头肌腱，它们和静态稳定性结构一起，共同维持肱骨头对关节盂的向心性。

（1）肩袖

肩袖覆盖在关节囊和关节唇周围，附着在大结节和小结节上。肩袖的张力与杠杆力直接相关，同时可有效地提高关节囊的紧张度，从而提高肩关节的向心性。

冈上肌和三角肌的力偶（2 块以上肌肉收缩以完成一个运动的功能）是理解稳定肩关节外展运动的重要的运动学知识（图 1-35）。另外，肩胛下肌参与内旋运动，冈下肌、小圆肌参与外旋运动，但它们大部分的作用矢量为向心力，对肩关节的稳定性极为重要（图 1-36）。

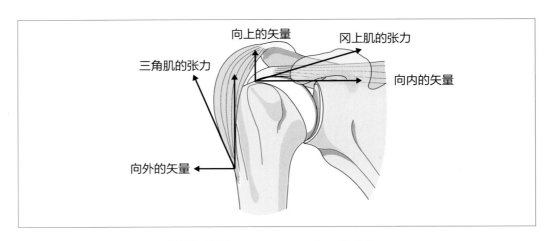

向上的矢量　冈上肌的张力

三角肌的张力　向内的矢量

向外的矢量

图 1-35　冈上肌和三角肌的力偶

由于冈上肌向内的矢量和三角肌向外的矢量形成了力偶，因此可进行稳定的肩关节外展运动

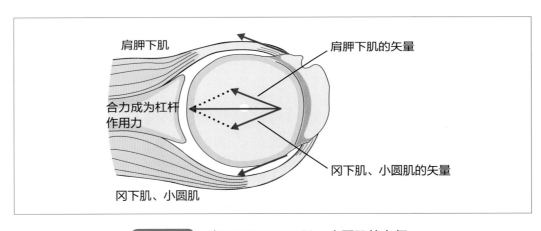

肩胛下肌　肩胛下肌的矢量

合力成为杠杆作用力

冈下肌、小圆肌的矢量

冈下肌、小圆肌

图 1-36　肩胛下肌和冈下肌、小圆肌的力偶

肩胛下肌收缩使肩关节内旋，冈下肌、小圆肌收缩使肩关节外旋，这个力偶可使杠杆作用力发挥作用

（2）肱二头肌

肱二头肌长头肌腱附着于肩胛骨盂上结节、关节唇的上缘至后缘。

在盂上结节到结节间沟的关节囊内部，该肌腱的滑动情况随肩关节旋转肢位的变化而变化。在第1肢位内旋时，肱骨头向前内侧滑动，肌腱的紧张度降低。但是，在第1肢位外旋时，肱骨头向上端滑动，此时，肌腱会适度紧张，向下按压肱骨头可产生与肩袖同样的杠杆力。见图1-37。也就是说，当肩袖的功能下降时，在外旋位的外展运动中，肱二头肌长头肌腱在理论上可参与形成杠杆。另外，肱二头肌长头肌腱与各种运动方向上的活动受限有关。由于从关节内到结节间沟之间存在较大的方向改变，故前内侧方向容易形成产生压力的环境。Meyer 报道称，小结节上的骨性小隆起在防止肱二头肌长头肌腱滑落的同时，还可与肩胛下肌肌腱舌部、盂肱上韧带及喙肱韧带组成一个膜状结构，该膜状结构包绕肱二头肌长头肌腱，这一结构与支持肱二头肌长头肌腱和保护其滑动通道有关（图1-29）。

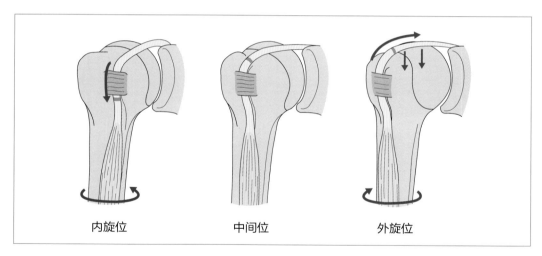

内旋位　　　　　　　　中间位　　　　　　　　外旋位

图1-37　肱二头肌长头肌腱在不同旋转肢位时的功能

肱二头肌长头肌腱在不同的旋转肢位滑动和紧张度也不同。在第1肢位内旋时，肱骨头向前内侧滑动，肌腱的紧张度比中间位低。而在第1肢位外旋时，其在肱骨头向上端滑动，与中间位比较，此时肱二头肌长头肌腱适度紧张，从上方下压肱骨头

1.4 第2肩关节

作为第1肩关节的盂肱关节需要具备稳定性和活动性，而第2肩关节则需要有效提高第1肩关节的功能。为了更好地理解第2肩关节，首先需要了解大结节在肩关节外展运动中的运动轨迹。

1.4.1 肩关节外展时大结节的运动轨迹

Sohier的研究显示，肩关节外展0°~80°时大结节在喙肩弓外侧前旋滑动，肩关节外展80°~120°时大结节在喙肩弓正下方旋转，肩关节外展超过120°时大结节在喙肩弓内侧后旋滑动。

另外，信原将肩关节的活动范围分为外区、中区、内区、外旋区、中旋区、内旋区，以及后区（最大外展为止的1个区），共7个区（图1-38）。也就是说，肩关节的屈曲运动（前方上举）通过内旋区，肩胛骨面上的上提运动通过肩胛骨面上的中旋区，肩关节的外展运动（侧方上举），通过外旋区（图1-39）。

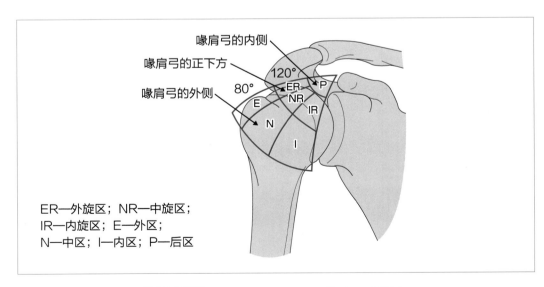

ER—外旋区；NR—中旋区；
IR—内旋区；E—外区；
N—中区；I—内区；P—后区

图1-38 肩关节外展时大结节的运动轨迹

肩关节外展0°~80°时大结节在喙肩弓外侧，外展80°~120°时大结节在喙肩弓正下方，外展角度在120°以上时大结节在喙肩弓内侧。另外，虽然存在3个区（内旋区、中旋区、外旋区），但最终区域是一致的

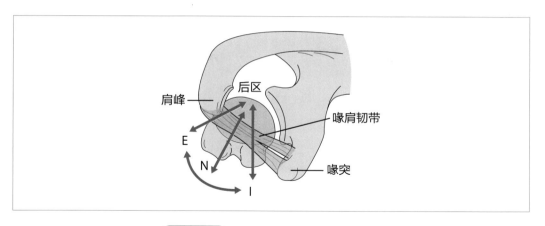

图1-39 大结节和喙肩弓的通路

肩关节外展时大结节在喙肩弓下通过，所以有必要了解外旋区（E）、中旋区（N）、内旋区（I）这3个区

1.4.2　第2肩关节的功能

第2肩关节利用喙肩弓控制肱骨头上方移位的同时，通过肩袖的助推作用提高杠杆力，从而提高肩关节的功能效率（图1-26）。因此，切除喙肩弓会引起肱骨头的不稳定。

肩关节外展时大结节在喙肩弓下滑动，产生生理性摩擦。由于肩峰的形态异常以及喙肩韧带肥厚引起的功能学异常（肩胛骨的前倾和上旋不足），该部位会变得狭窄，摩擦力变大，肩峰下压力增大。这是临床上肩峰下撞击综合征相关的重要运动学知识。

另外，位于肩峰下方的肩峰下滑囊也对第2肩关节的功能起着重要作用。肩峰下滑囊肿胀时内压上升，这与夜间痛的发生密切相关。

1.5　肩关节外展时关节盂内肱骨头的移位

理解关节盂内肱骨头的移位是顺畅准确地实施肩关节治疗的基础。

关于肩关节外展时关节盂内肱骨头的上下移位，西中等在有关"3D-to-2D"定位的报道中有详细说明。肱骨头相对于关节盂的中轴，下垂时位于关节盂中心轴下1.7 mm

的位置，外展时肱骨头向上移位，外展 80° 时在肱骨头距关节盂中轴 1 mm 以内，外展 120° 以上时肱骨头几乎位于中轴。

关于前后移位，建道等使用三维 MRI 进行研究的结果显示，肱骨头中心相对于关节盂有 30° ~ 90° 的后方移位，90° 以上的外展时前方移位。因此，在外展运动中，关节盂通过后凸的轨道。

关于旋转移位，乾浩明等利用运动捕捉系统进行研究的结果显示，对于水平外展角增大的类型，外展初期先内旋，然后外旋。而对于水平外展角减小的类型，外展初期先内旋，最大外展时外旋达到最大。

1.6　肩胛胸廓关节的功能

肩关节的运动分为盂肱关节和肩胛胸廓关节运动，这是比较容易理解的。正常情况下，肩关节可以外展 180°，但为了达到该活动度，需要盂肱关节和肩胛胸廓关节协同运动。严格地说，有必要考虑脊柱的伸展运动，但这里暂不讨论。

肩胛胸廓关节的功能：①固定肩胛带；②增大肩关节的活动度；③增强肩关节的肌力；④盂肱节律。

1.6.1　固定肩胛骨

关节活动需要作为力源的肌肉力量。肌肉两端的肌腱附着在骨上，肌肉的收缩张力起到相互牵拉的作用。因此，轻的物体会被拉向重的物体。见图 1-40。

肱骨和肩胛骨比较，很明显肱骨更重，何况还有整个上肢的重量。因此，若连接肱骨和肩胛骨的肌肉收缩，肩胛骨就会被拉向肱骨。为了使肱骨运动（也就是活动肩关节），需要使肩胛骨与锁骨及胸廓连接，与躯干一体化，从而比上肢更重。承担此功能的是肩胛骨周围肌（固定肌）。

与肩关节运动相关的固定肌，如屈曲、外展时的菱形肌和前锯肌（图 1-41），以及伸展运动时的菱形肌、肩胛提肌、胸小肌（图 1-42）。第 1 肢位下的肩关节外旋由斜方肌中部纤维，以及菱形肌作为固定肌（图 1-43）。另外，第 1 肢位下的肩关节内旋，由于胸大肌附着在胸廓上，理论上即使不依赖固定肌也能实现。

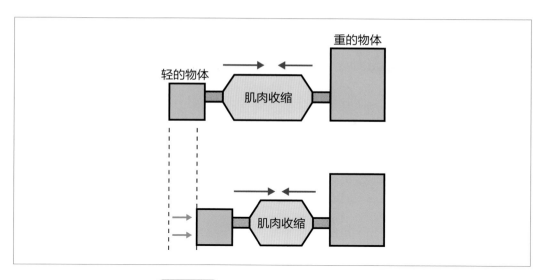

图 1-40 不同重量物体的牵拉作用

肌肉两端的肌腱附着在骨上，肌肉的收缩张力起到相互牵拉的作用。因此，在物理学上，肌肉收缩时轻的物体会被拉向重的物体

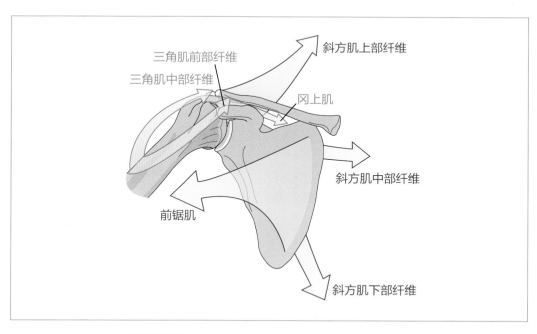

图 1-41 肩关节屈曲、外展运动时的固定肌

肩关节屈曲、外展运动时的动肌是三角肌和冈上肌，斜方肌和前锯肌作为固定肌发挥作用

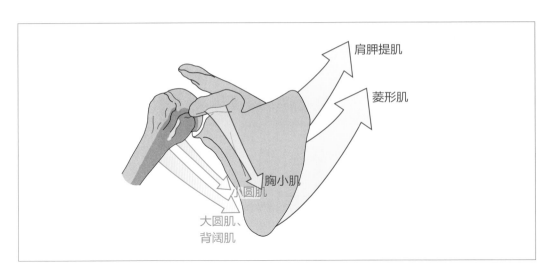

图1-42 肩关节伸展运动时的固定肌

肩关节伸展运动时的动肌是大圆肌、小圆肌、背阔肌，菱形肌、肩胛提肌、胸小肌作为固定肌发挥作用

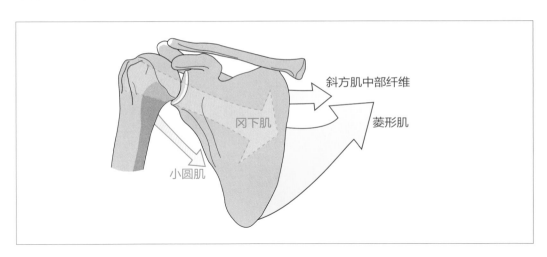

图1-43 第1肢位肩关节外旋运动时的固定肌

第1肢位肩关节外旋运动时的动肌是冈下肌、小圆肌，斜方肌中部纤维、菱形肌作为固定肌发挥作用

1.6.2 增大肩关节的活动度

当盂肱关节有挛缩时，肩胛带的代偿性活动度增大（图1-44）。因此，在临床上对盂肱关节的活动度和肩胛骨的活动度进行评估是很重要的。也就是说，在固定好肩胛骨的基础上，对盂肱关节的活动度进行评估是必要的。

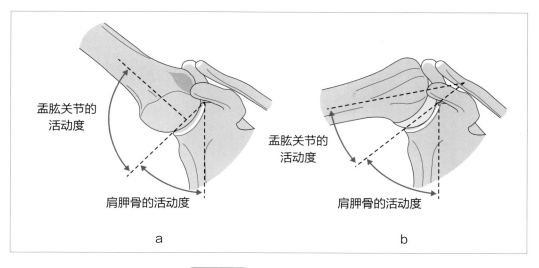

图1-44 肩关节的运动

正常肩关节中，盂肱关节和肩胛骨的活动度之比约为2∶1（a）。但盂肱关节的活动度受限时，肩胛骨的活动度容易变得过大（b）

肩关节屈曲、外展运动时，在上举过程中，初期肱骨和肩胛骨的运动方向和位置是不同的。但是，当外展到终点时，肱骨和肩胛骨的位置是相同的。也就是说，为了获得肩关节的最大外展角度，无屈曲和外展限制是必要的。

临床要点：如果盂肱关节第2肢位的外旋活动度和第3肢位的内旋活动度能得到改善，盂肱关节的活动度就足够。剩下的不足部分由肩胛骨的运动来代偿，这样外展就可以到最大范围。

1.6.3 增强肩关节的肌力

肩关节的肌力主要为动肌肌力和固定肌肌力的相加值。因此，如果盂肱关节的肌力下降，就会出现肩胛带由于代偿作用而肌力增加的现象。也就是说，盂肱关节的肌力不足会由肩胛带来补充，通过过度的运动来发挥肌力（图1-45）。

肩关节的屈曲、外展力量不足时，菱形肌和前锯肌使肩胛骨过度上旋，以补充肌力。肩关节的伸展、内旋肌力不足时，菱形肌、肩胛提肌、胸小肌使肩胛骨过度下旋以补充肌力。第1肢位下肩关节的外旋肌力不足时，斜方肌的中部纤维和菱形肌使肩胛骨过度内收以补充肌力。第1肢位下肩关节的内旋肌力不足时，前锯肌通过使肩胛骨过度外展来代偿。

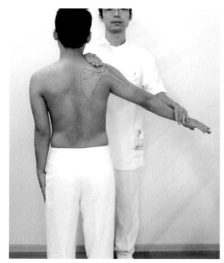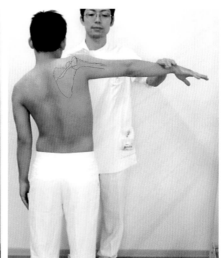

正常肩关节的外展运动　　　　　　　　动肌肌力弱时的肩关节外展运动

图1-45 动肌肌力减弱时固定肌代偿的肩关节运动

动肌（三角肌、冈上肌）肌力不足时，由于固定肌（斜方肌）的活动增强，肩胛骨出现过度运动

1.6.4 盂肱节律

Inman 的研究显示，在肩关节外展动作中，盂肱关节运动和肩胛胸廓关节运动的比值为 2：1。另外，McClure 等人通过使用电磁跟踪装置进行测量，结果显示盂肱关节运动和肩胛胸廓关节运动的比值平均为 1.7：1，低于 Inman 的研究结果的比值。最近三维计算机模型的测量结果显示，外展 25° 时该比值为 2：1，随着外展角度的增大，该比值减小，肩胛骨的活动度变大。

肩关节的旋转运动中，盂肱关节运动和肩胛胸廓关节运动的比值也有相关研究报道。关等人报道第 1 肢位下外旋时的比值是 2.4：1，外旋 0°～10° 时该比值是 4.5：1，随着外旋角度的增加，该比值降低，外旋 50°～60° 时该比值是 1.2：1。另外，第 1 肢位下内旋运动中该比值为 6.6：1，内旋 0°～10° 时该比值为 6.3：1，内旋 10°～50° 时该比值为（6.6～7.7）：1，内旋 50°～60° 时该比值为 5.2：1。

如果盂肱关节挛缩，肩胛胸廓关节活动过度，盂肱关节运动和肩胛胸廓关节运动的比值也会随之发生变化。

参考文献

［1］皆川洋至，他：解剖．最新整形外科学大系 肩関節・肩甲帯 13. 高岸憲二，他（編）中山書店．2006. pp2-14.

［2］秋田恵一：肩の機能解剖．実践 反復性肩関節脱臼．菅谷啓之（編），金原出版株式会社．2010, pp20-28.

［3］林典雄：機能解剖学的触診技術 上肢 第2版，メジカルビュー社．2011, pp16-44, 108-133, 154-247.

［4］Minagawa H, et al：Humeral attachment of the supraspinatus and infraspinatus tendons：An anatomical study. Arthroscopy 14：302-306, 1998.

［5］Mochizuki T, et al：Humeral Insertion of the supraspinatus and infraspinatus；new anatomical findings regarding the footprint of the rotator cuff. J Bone Joint Surg AM 90：962-969, 2008.

［6］望月智之，他：棘下筋腱の肉眼解剖および組織学的研究—delamination の 発生部位の検討—．肩関節 32（3）：497-500, 2008.

［7］Arai R, et al：Subscapularis tendon tear；an anatomical and clinical investigation. Arthroscopy 24：997-1004, 2008.

［8］吉村英哉，他：烏口上腕靭帯の肩甲下筋腱付着部に関する解剖学的研究：その意義について．肩関節 35（3）：707-710, 2011.

［9］加藤敦夫，他：棘下筋の形態とその神経支配における解剖学的解析．肩関節 33：257-259, 2009.

［10］高瀬勝巳，他：烏口鎖骨靭帯の解剖学的特徴（第2報）．肩関節 34（3）：591-594, 201

［11］Clark JM, et al：Tendons, ligament, and capsule of the rotator cuff；Gross and microscopic anatomy. J Bone Joint Surg Am 74：713-725, 1992.

［12］吉村英哉，他：小胸筋の停止についての解剖学的研究．肩関節 31：217-219, 2007.

［13］Kato K, et al：Innervation of the levator scapulae, the serratus anterior, and the rlomboideus in crab-eating macaques and its morphological significance. Anat Anz 157：43-55, 1984.

［14］林典雄：機能解剖学的触診技術 下肢，メジカルビュー社．2006, pp240-242.

［15］Moseley HF：The clavicle：its anatomy and function. Clin Orthop, 58：17-27, 1968.

［16］Nobuhara K et al：Rotator interval lesion. Clin Orthop 223：44-50, 1987.

［17］佐志隆士，他：肩関節のMRI，メジカルビュー社．2011, p148-159.

［18］Vangness CT, et al：The Origin of the long head of the biceps from the scapula and glenoid labrum. J Bone Joint Surg 76-B：951-954, 1994.

［19］後藤英之，他：肩甲骨関節窩関節唇および関節包の部位による組織学的および形態学的特徴．肩関節 29（2）：239-242, 2005.

［20］Habermeyer P, et al：Anterosuperior impingement of the shoulder as a result of pulley lesions：A prospective arthroscopic study. J shoulder Elbow Surg, 13：5-12, 2004.

［21］望月智之，他：肩関節鏡手術のための局所解剖．肩関節鏡視下手術．米田稔，文光堂．2010. pp10-16.

［22］梶田幸宏，他：CT 画像を用いたゼロポジション肢位における肩甲上腕関節内外旋可動域計測．肩関節 35（2）：295-298, 2011.

［23］西中直也，他：運動連鎖からみた肩関節バイオメカニクス．臨床スポーツ医学 29（1）：19-22, 2012.

［24］熊谷匡晃：関節鏡視下肩関節包全周切離術後の運動療法．整形外科運動療法ナビゲーション

上肢. 林典雄, 他, メジカルビュー社. 2008, pp30-33.

[25] Kumar VP, et al: The role of atmospheric pressure in stabilising the shoulder. An experimental study. J Bone Joint Surg Br 67: 719-721, 1985. 26) Itoi E, et al: Intraarticular pressure of the shoulder: Arthroscopy 9: 406-413, 1993.

[26] Itoi E, et al: Intraarticular pressure of the shoulder: Arthroscopy 9: 406-413, 1993.

[27] 井樋栄二, 他: 動揺肩のバイオメカニクス. MB Orthop 15 (5): 11-16, 2002.

[28] 皆川洋至, 他: 肩の機能解剖と病態. 肩関節鏡視下手術. 米田稔 (編), 文光堂. 2010, pp2-9

[29] 山本宣幸, 他: バイオメカニクス. 最新整形外科学大系 肩関節・肩甲帯 13. 高岸憲二, 他 (編), 中山書店. 2006. pp15-20.

[30] Cooper D et al: Anatomy, histology, and vascularity of the glenoid labrum. An anatomical study, JBJS, pp46-52, 1992.

[31] Castaing J, et al (井原秀俊ほか, 訳): 図解 関節運動器の機能解剖 上肢・脊柱編, 協同医書出版社. 1986. pp18-21.

[32] Saha AK: Dynamic stability of the glenohumeral joint. Acta Orthop Scand 42: 491-505, 1993.

[33] 杉本勝正: 上腕二頭筋長頭・上腕三頭筋長頭の機能解剖と障害. MB Med Reha, 73: 79-84, 2006.

[34] 杉本勝正: Superior labrum anterior posteror (SLAP) lesion の鏡視下手術. 整形外科 57 (8): 890-896, 2006.

[35] 信原克哉: 肩 その機能と臨床 第3版, 医学書院, 2001. 36) Itoi E et al: Stabilizing function of the long head of the biceps in the hanging arm position. J Shoulder Elbow Surg 3: 135-142, 1994.

[36] Itoi E et al: Stabilizing function of the long head of the biceps in the hanging arm position. J Shoulder Elbow Surg 3: 135-142, 1994.

[37] Meyer AW: Spontaneous dislocation and destruction of tendon of long head of biceps brachii; fifty-nine instances. Arch Surg 17: 493-506, 1928.

[38] 新井隆三, 他: 上腕二頭筋長頭腱の安定化機構 - 肩甲下筋腱, 上関節上腕 靭帯, 烏口上腕靭帯の解剖学的構築. 別冊整形外科 58: 2-6, 2010.

[39] Walch G, et al: Tears of the supraspinatus tendon associated with "hidden" lesions of the rotator interval. J shoulder Elbow Surg 3: 353-360, 1994.

[40] Ide J et al: Arthroscopic repair of traumatic combined rotator cuff tears involving the subscapularis tendon. J Bone Joint Surg 89-A: 2378-2388, 2007.

[41] Burkhart SS et al: Arthroscopic subscapularis tendon repair: technique and preliminary results, Arthroscopy 18: 454-463, 2002.

[42] SOHIRE R: Kinesiotherapy of the shoulder, john Wright & Sons, Bristol, 1967.

[43] 山本龍二: 肩周辺機構. 関節外科 9 (11): 75-84, 1990.

[44] Lee TQ, et al: Release of the coracoacromial ligament can lead to glenohumeral laxity: A biomechanical study. J shoulder Elbow Surg, 10: 68-72, 2001.

[45] 伊藤陽一, 他: 鏡視下肩峰下除圧術と鎖骨遠位端切除術の適応と手術手技のコツ. 肩関節鏡視下手術. 米田稔 (編). 文光堂. 2010, pp92-99.

[46] 林典雄, 他: 肩関節の機能解剖. MB Med Reha 73: 1-8, 2006. 451-455, 2009.

[47] 西中直也, 他: X線透視画像および三次元コンピュータモデルを用いた生体内動態解析による肩関節外転運動時の上腕骨頭偏位の検討. 関節外科 28 (11): 42-46, 2009.

[48] 建道寿教, 他: Open MRIを用いた肩甲骨・肩甲上腕関節の動作解析―健常人・腱板断裂例の対比と近接触域の変化について―. 関節外科 28 (11): 52-60, 2009.

[49] 乾浩明, 他: モーションキャンプチャーシステムを用いた肩関節の三次元運動解析. 関節外

科 28（11）：10-14, 2009.

[50] Inui H, et al: External rotation during elevation of the arm. Acta Orthop 80（4）:

[51] 壇順司, 他: 運動器の機能解剖 肩関節 7. 理学療法 21（8）: 1012-1016, 2004.

[52] 高濱照, 他: 運動器の機能解剖 肩関節 9. 理学療法 21（10）: 1224-1228, 2004.

[53] 田中和彦, 他: 胸郭出口症候群牽引型の疼痛の解釈と治療. 整形外科リハビリテーション研究会誌 8: 9-12, 2005.

[54] 荻島秀男訳: 肩の痛み 第 3 版, 医歯薬出版. 1997, pp1-53.

[55] Inman VT, et al: Observations on the function of the shoulder joint. J Bone Joint Surg 26: 1-30, 1944.

[56] McClure PW, et al: Direct 3-dimensional measurement of scapular kinematics during dynamic movements in vivo. J shoulder Elbow Surg 10: 269-277, 2001.

[57] 近良明, 他: X 線透視画像および三次元コンピュータモデルを用いた生体内肩関節動態解析による肩甲上腕リズムおよび肩甲骨の位置の評価. 関節外科 28（11）: 36-41, 2009.

[58] 関展寿, 他: 肩関節下垂位内外旋における肩甲上腕リズム―磁気センサー式三次元空間計測装置を用いた動作解析―, 関節外科 28: 1294-1298, 2009.

第 2 章
肩关节挛缩的评估

对于肩关节挛缩的评估，将准确的问诊、视诊、触诊结合使用很重要（图 2-1）。

通过问诊全面获得与运动治疗有关的各种必要的信息十分重要，这是确定目标治疗组织的第一步。关于疼痛的问诊是十分重要的信息来源，应询问发病的时间、发病的原因、疼痛的部位，从而对病情有大致了解。

视诊时，首先要仔细观察局部。同健侧的比较是极为重要的，发现左、右两侧的差异是其中一个要点。在详细观察发病部位局部情况的基础上，接着观察全身情况，同时思考局部观察得到的信息与全身所见有无关联。

在进行触诊的同时想象构成肩关节的组织的三维空间结构很重要。在不同的关节肢位，应从功能解剖的角度思考所触及的软组织的紧张度如何变化。另外，应尽可能多地收集从体表到深部组织的触诊信息，这就要求治疗者具备准确触诊的技术。

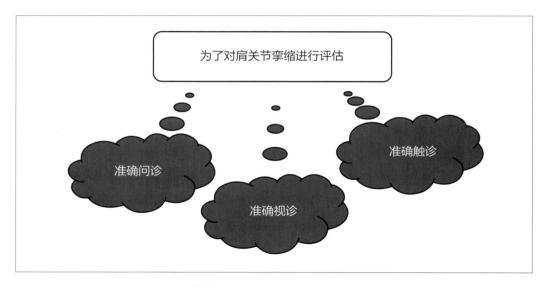

图 2-1　肩关节挛缩的评估

2.1　问诊

问诊要求掌握听取患者的诉说的方法，以及根据所获信息进行提问以进一步获得必要信息的方法。在临床上，获得充分的信息是进行顺利评估和治疗的前提。

2.1.1 疼痛产生的时期

问诊时应询问从疼痛出现到现在的时间经过，尽可能了解损伤的原因，大致判断出疼痛的主要原因，以及是炎症还是挛缩引起的功能障碍（图 2-2）。

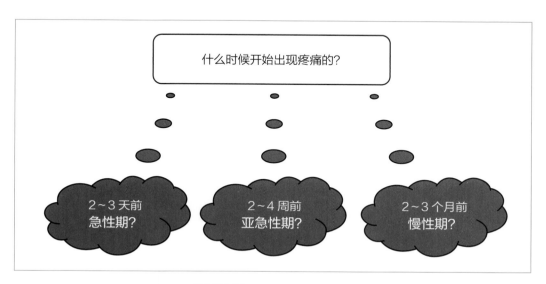

什么时候开始出现疼痛的？

2~3 天前
急性期？

2~4 周前
亚急性期？

2~3 个月前
慢性期？

图 2-2　疼痛产生的时期

（1）疼痛于 2~3 天前急性发作

此为急性期的可能性高。急性期疼痛的主要原因是炎症。对于此类病例，在肩峰下滑囊进行封闭注射治疗的效果较好。另外，服用消炎镇痛药物可使疼痛减轻。

需要注意，此时对患处进行机械刺激的运动治疗可使炎症和疼痛加重。应该给予准确的局部制动和具体的日常生活指导。

（2）疼痛于 2~4 周前发作

此为亚急性期的可能性高。亚急性期是急性期症状消失的时期，也是部分组织进行修复的时期。这个时期的粘连还不是很严重，挛缩的程度通常还比较轻。对处于此期的大多数病例，通过运动治疗可以解除肌肉挛缩，多数情况下关节活动度会有很大的变化。但是，对于炎症反应延迟和患有糖尿病的病例，应采取适当的措施以避免炎症再发而使疼痛加重。

（3）疼痛于 2~3 个月前逐渐发作

此为慢性期的可能性高。对于以疼痛为主要症状的慢性期患者，一般都存在以挛缩为主的功能障碍。由于在这个时期炎症基本得到控制，进行以解除挛缩为中心的运动治疗较为重要。另外，在临床上有时会遇到疼痛持续1年，在医疗机构进行治疗仍未缓解的病例。这样的病例不仅有挛缩，还多伴有源于腋神经的疼痛，有必要采取以缓解腋神经紧张为目的的运动治疗。

2.1.2　疼痛产生的主要因素

治疗者在进行治疗时，最应该重视的症状是疼痛。找出疼痛产生的原因对推进运动治疗至关重要。但找到引发疼痛的组织所在的部位并不容易。

首先，有必要将产生疼痛的因素分为化学刺激（炎症性因素）和物理刺激（痉挛性因素）。见图 2-3。

（1）化学刺激引起的疼痛

由炎症引起的疼痛多为静息痛或持续性钝痛，对于这种疼痛，运动治疗的疗效有限。另外，急性发生的剧痛大多是肩袖钙化性肌腱炎。

在炎症期，由于滑膜炎伴随着关节水肿，关节内压增高，关节运动由于疼痛而在多个方向上受限。比起改善功能，应优先针对炎症进行治疗，慎用肩关节伸展、内

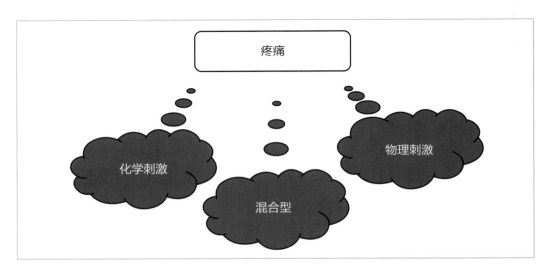

图 2-3　疼痛产生的原因

收、旋转方向的过度操作。在这个时期，骨科医生对疼痛的控制非常重要，应该嘱患者定期进行复诊。疼痛一旦消失，关节活动度大多可以恢复。

（2）物理刺激引起的疼痛

由于关节有挛缩，机械性刺激集中在局部而产生疼痛，主要表现为运动时疼痛，经常会在动作的中途、终末活动端或者从终末活动端返回的瞬间等出现锐痛。肩关节周围组织的挛缩使关节产生离心力，导致压缩力、牵引力、剪切力、扭转力等机械性刺激。这些刺激会引起伤害性感受器反应，产生疼痛。

为了查找疼痛产生的主要因素，可以在减轻上述机械刺激的条件下，确认运动时的疼痛是否会减轻（图2-4）。

具体来说，如果压缩力是疼痛的主要因素，那么可以试着对关节进行牵拉操作。如果牵引力是疼痛的主要因素，则可以进行关节紧贴在运动轴上的关节操作。另外，如果剪切力和扭转力是疼痛的主要因素，则可以考虑进行诱导生理性关节运动（假设是滑动和转动）的关节操作。如此，在抑制关节负荷的离心力的基础上，通过诱导生理性的关节运动来缓解挛缩。

相反，如果改变机械刺激条件疼痛却没有变化，则很有可能是炎症的化学刺激引起的疼痛。

（3）混合型疼痛

混合型疼痛是由于化学刺激和物理刺激共同引起的疼痛。在实际的临床工作中也经常会遇到这种病例。

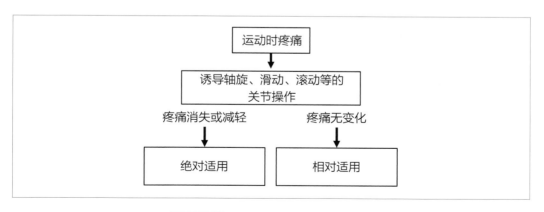

图2-4 判定运动治疗是否适用

在存在混合型疼痛的病例中，由暴力的关节操作和轻度的外力使炎症加重的情况也不少。因此，最好使用保护性的关节操作进行改善。

2.1.3 疼痛部位的指示方法

准确掌握疼痛的部位和范围对于推测其发病部位很重要。然而，患者指示的疼痛部位和引起疼痛的部位不一定一致。尤其是第 2 肩关节障碍引起的疼痛大部分表现为用手掌摸三角肌处。

用手掌指示疼痛部位被称为手掌指示（palmar indication）。在这种情况下，患者不能识别疼痛的局部状态，对关联性疼痛也要进行观察。而能够用指尖指示疼痛部位的情况被称为指尖指示（one point indication）。这种情况下，指示的部位很有可能存在问题。见图 2-5。

2.1.4 发现疼痛部位

笔者的经验是，出现疼痛的部位越接近皮肤的表层组织，疼痛部位就越具体，而越接近关节的深层组织，疼痛部位就越模糊。

肩关节由第 5、6 颈神经支配。肩关节周围的软组织基本通过此神经平面的感受

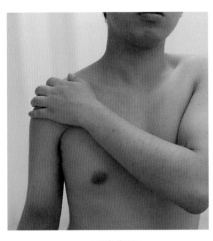
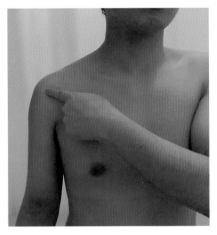

a. 手掌指示 　　　　　　　　　　　　b. 指尖指示

图 2-5　疼痛部位的指示方法

用手掌指示的时候，所指示的部位不一定有功能障碍。用指尖指示的时候，多能确认所指示的部位有功能障碍

器感受伤害性刺激。通过皮节图（图 2-6）可知，第 5、6 颈神经支配平面包括从与肩关节的高度一致的前、后胸部，以及上臂、前臂、手部的外侧。肩袖炎和肩关节周围炎患者在问诊时所描述的疼痛部位，除肩关节以外，出现上臂、前臂及手部外侧关联性疼痛的情况也很常见。

在评估疼痛发生部位时，最复杂的组织是关节囊和滑膜。与正常肩部相比，当这些组织发生炎症时，由于游离神经末梢密度增加，容易发生疼痛。

关节囊的前方由肩胛下神经支配，上方由外侧胸前神经和肌皮神经支配，上方至后方由肩胛上神经支配，下方由腋神经支配（图 2-7）。

其中，腋神经的分支（臂外侧上皮神经）以及肌皮神经的分支（前臂外侧皮神经）具有固有的感觉区域。若这些神经支配的关节囊受到伤害性刺激，患者常会主诉相应部位的关联痛。

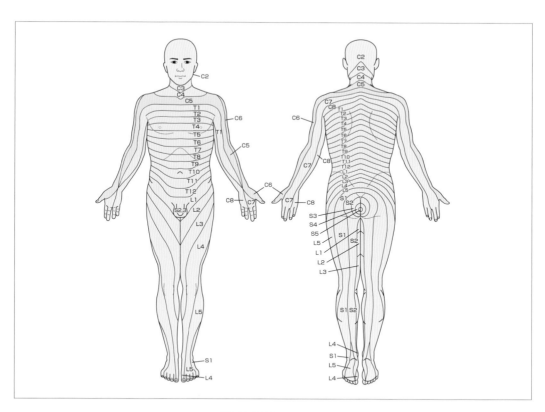

图 2-6　皮节

肩关节周围由第 5、6 颈神经支配，因此，肩关节周围的障碍从与肩关节高度一致的前、后胸部到上臂、前臂和手部的外侧为止

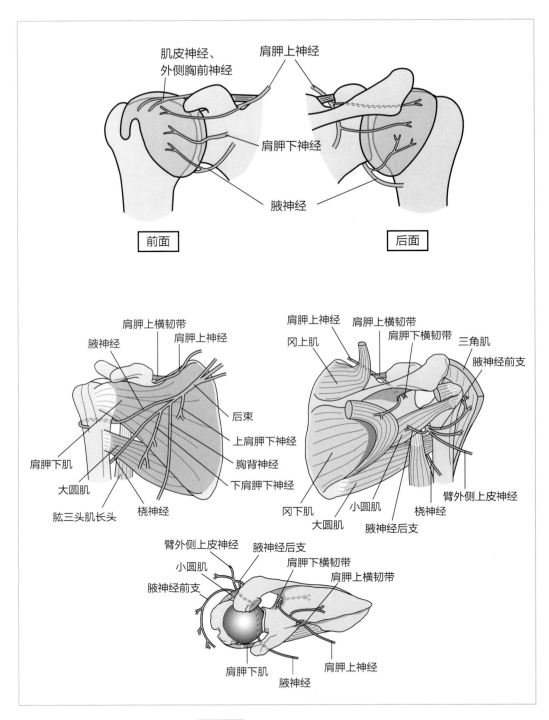

图 2-7 肩周的神经支配

　　肩胛上神经支配关节囊、滑膜的上方至后方，肩胛下神经支配关节囊、滑膜的前方。腋神经支配关节囊、滑膜的下方

2.2 视诊

关于肩关节障碍的视诊要点，注意应以肩胛骨的位置为基准。

患者呈现的姿势大部分是疼痛回避姿势。也就是说，如果患者呈现某些特定的姿势，找到其与局部症状的关联性，据此就可明确治疗的方向。

下面对从各方向的视诊进行说明。

2.2.1 从前面视诊

从前面观察时，首先与健侧进行比较，确认双肩的高度是否不同和锁骨相对于水平面的倾斜角度是否不同（图 2-8）。

大多数存在肩关节挛缩的病例，肩胛胸廓关节固定肌的下旋肌群（肩胛提肌、菱形肌、胸小肌等）的紧张度多数高于上旋肌群（菱形肌）。

在这样的病例中，盂肱关节和肩胛胸廓关节协调性不足的可能性高。

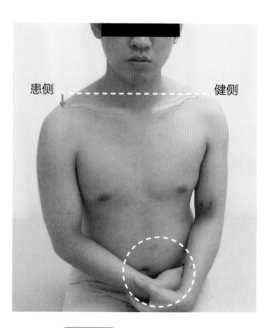

图 2-8　从前面视诊

对于肩关节疾病的患者，与健侧相比，患侧的肩部高度较低，锁骨多呈水平位。因此，不少患者来院时呈现出肩关节悬吊并用健侧手支撑的姿势

2.2.2　从侧面视诊

从侧面观察可以确认头部的位置和颈椎、胸椎的弯曲程度。观察耳垂和肩峰是否位于与地面垂直的线上。如果耳垂位于肩峰前方，那么头部就位于肩峰前方。此时颈椎前弯减小，胸椎后弯增大。另外，锁骨下降、前屈，肩胛骨外展、下旋，肱骨头位于前方。见图 2-9。

对于呈现出这种姿势的患者，附着在胸椎和腰椎上的背阔肌高度紧张，随着肩关节外展，肩胛骨上旋受到限制，很有可能引起肩峰下功能障碍。

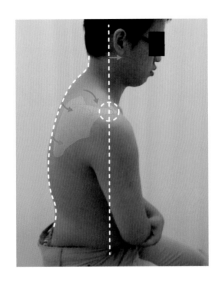

图 2-9　从侧面视诊

对于肩关节疾病的患者，如果头部（耳垂）位于肩峰前方，那么该患者的颈椎前弯减小，胸椎后弯增大，锁骨下降且处于前屈，肩胛骨外展并呈下旋位，肱骨头大多位于前方

2.2.3　从后面视诊

从后面观察，可以得到肩关节和肩胛骨的位置关系、盂肱节律等很多信息。

在几乎所有的肩袖撕裂的病例中都可以观察到冈上肌及冈下肌的萎缩。另外，由于斜方肌上部纤维位于冈上肌的上面，乍一看，肌肉萎缩并不明显，但仔细观察同部位肌肉的大小，就能发现左、右存在差异。

当上方支持组织发生挛缩时，患者的患侧肩胛骨多呈外展、下旋位。这被认为是为避免上方支持组织的过度紧张而采取的回避姿势（图 2-10）。

接下来，肩关节外展从 3 个路径（屈曲运动、上抬运动、外展运动）进行。此时，观察并比较患侧的盂肱节律与健侧的不同很重要。

临床上，在呈现出回避姿势的病例中，随着肩关节的外展，可以看到肩胛骨的过度上提；而且由于内旋、上旋的空间不足，还可以观察到盂肱关节没有活动。

然后，肩关节从最大外展位下降。此时，需要一边注意盂肱节律一边进行观察。特别要注意大结节通过肩峰下时（外展 60°~120° 时）肩胛骨的运动（图 2-11）。

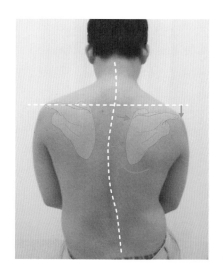

图 2-10　从后面视诊

　　上方支持组织发生挛缩时，患侧的肩胛骨呈外展、下旋位，呈现出疼痛回避姿势

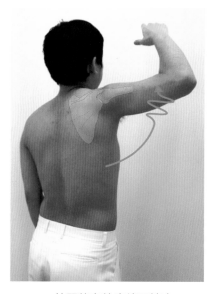 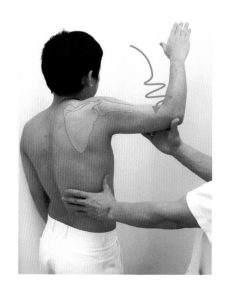

a. 外展伴有的肩峰下撞击　　　　　　　　　　b. Dawbarn 征

图 2-11　盂肱节律紊乱伴有的肩关节功能障碍

　　呈回避姿势的患者，其肩胛骨过度上提和内收，且上旋运动不足。因此，肩关节的上提（a）和从外展位下降的（b）过程中，在外展 60°~120° 附近有可能会引起肩峰下撞击

从上面观察，患者呈仰卧位，从头侧进行观察。首先观察肩峰与床面的距离。在肩关节挛缩和胸廓出口综合征（thoracic outlet syndrome, TOS）的病例中，出现肩胛骨外展的病例较多，患侧肩峰与床面的距离比健侧长 1～2 横指。此时，应注意肩锁关节和胸锁关节处的挛缩，以及前锯肌上部纤维的紧张、挛缩。另外，如果患者呈仰卧位且肩胛骨处于外层状态，将上肢放在床上，此时上肢相对于肩关节则处于过伸位。因此，仰卧位本身会对上方支持组织产生牵伸刺激，也会引发疼痛。见图 2-12。

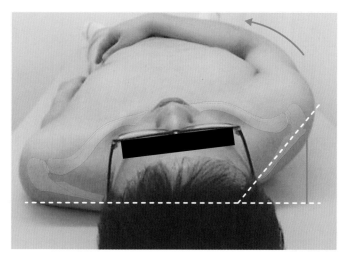

图 2-12　从上面视诊

对于肩关节疾病的患者，肩胛骨多呈外展位，患侧肩峰与床面的距离增大。如此，由于仰卧位本身会使肩关节强制过伸，患者多呈现出把手放在腹部以避免负荷的姿态

2.3　触诊

对治疗者来说，触诊是进行病情评估和运动治疗的极其重要的技术。如果掌握高精度的触诊技术，骨、肌肉、肌腱、韧带的形态、轮廓、厚度等所有的信息都能真实地感觉到。另外，运动时紧张度的变化和伴随紧张有无疼痛的判断是挛缩治疗的基础。在触诊时应有意识地思考"现在接触的组织是什么？"，这直接关系到对病情的把握。

2.3.1　触诊技术的要点

进行触诊时，将示指、中指和环指并拢，以感受器丰富的指腹为中心，放在目标组织上。这时，施加一定的压力后，以被压组织产生的反作用力为线索确认组织的硬度。无力的肌肉和松弛的韧带的硬度低，骨、紧张的肌肉、韧带，以及粘连、瘢痕组织等的硬度高。

也就是说，从硬度的差异来确定组织，为了触诊深层的组织，一定要使表层的组织放松，这是提高触诊技术的要点。

关于触诊的详细内容请参考相关专著。

2.3.2　临床评估中压痛的意义

压痛意味着目标组织存在某种障碍。在评估疼痛的时候，最重要的是确认压痛，因为压痛是判断病情的重要指标。

在肩关节挛缩的病例中，周围肌肉的压痛多数是由发生挛缩的肌肉的肌内压增高造成的，故确认挛缩的肌肉是评估的第一步。另外，根据临床经验，挛缩的肌肉多为关节附近深层的肌肉。因此，应熟练掌握深层肌肉的触诊技术。

下面就肩关节周围组织压痛的好发部位和症状进行讲解。

（1）确认前部压痛

很多软组织在大结节、小结节、结节间沟、喙突、肩袖疏松部、斜角肌三角部附着并走行。因此，这些部位容易发生肌腱炎和附着部炎，成为压痛的好发部位。见图2-13。

大结节的压痛可能是由肩峰下滑囊炎、冈上肌肌腱或冈下肌肌腱的炎症、肩袖损伤引起的。使肩关节处于伸展、内收位，并从喙肩弓引出大结节时，更容易确认压痛。

另外，肩袖断裂部的凹陷处多有压痛。确认压痛后，徒手检查是否存在疼痛弧和落臂征，逐步进行肩袖功能检查。

小结节的压痛可能是由肩胛下肌肌腱炎或肩袖损伤引起的。确认压痛后，进行抬离试验和压腹试验，以检查肩胛下肌的功能（图2-14）。

结节间沟的压痛可能是由肱二头肌长头肌腱腱鞘炎、肱二头肌长头肌腱脱臼引起的。确认压痛后，进行 Yergason 试验和 Speed 试验（图2-15）。发生肱二头肌长头肌腱脱臼时，确认是否有越过小结节的现象也很重要。

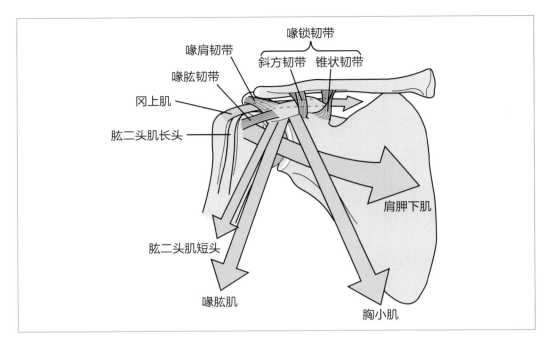

喙锁韧带
喙肩韧带
斜方韧带　锥状韧带
喙肱韧带
冈上肌
肱二头肌长头
肩胛下肌
肱二头肌短头
喙肱肌
胸小肌

图 2-13　**从肩关节前方触诊的方法**

　　很多软组织附着并走行在大结节、小结节、结节间沟、喙突、肩袖疏松部、斜角肌三角部。因此，这些部位容易发生肌腱炎和附着部炎，是压痛的好发部位

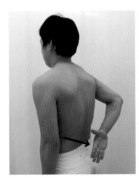
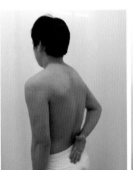
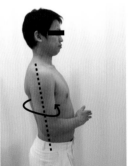
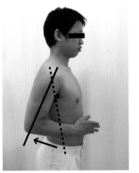

阴性（可内旋）　　阳性（不能内旋）　　阴性（可内旋）　　阳性（不能内旋）

图 2-14　**抬离试验和压腹试验**

　　抬离试验：手背部抵在腰部，能离开此位置为阴性，不能离开则为阳性。

　　压腹试验：手掌放在腹部，从该位置开始按压腹部。如果保持肩关节的位置，肩关节能够进行内旋，则为阴性；如果肩关节不能进行内旋，肩关节伸展，则为阳性

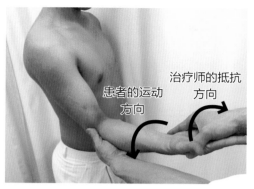
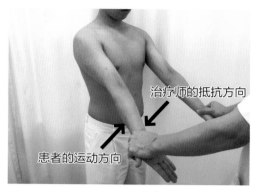

Yergason 试验　　　　　　　　　　Speed 试验

图 2-15　Yergason 试验与 Speed 试验

Yergason 试验：肘关节屈曲 90°，治疗师对前臂旋外进行抵抗。如果出现结节间沟部的疼痛，则为阳性。

Speed 试验：肘关节伸展，前臂旋外，治疗师对肩关节屈曲进行抵抗。如果出现结节间沟部的疼痛，则为阳性

检查喙突压痛时，对附着在喙突上的各软组织的附着点进行准确按压很重要。作为共同腱的肱二头肌短头和喙肱肌、胸小肌的附着部位不同，因此需要进行充分鉴别。

肩袖疏松部的压痛可能是由肩袖疏松部损伤或肱二头肌长头肌腱炎造成的。肩袖疏松部的损伤、粘连或瘢痕会诱发喙肱韧带、盂肱上韧带在伸展刺激下的疼痛，并伴有冈上肌、肩胛下肌伸展和收缩的疼痛。

斜角肌三角部的压痛可能是由 TOS 引起的。相应的检查被称为 Morley 试验，症状明显时会产生上肢、肩胛带和指尖的放射痛（图 2-16）。

（2）从后方触诊的方法

从后方触诊的要点是确认压痛部位，鉴别运动时的疼痛。

肩胛骨上角、下角、内侧缘、四边孔（quadrilateral space，QLS）是压痛的好发部位（图 2-17）。

肩胛骨上角的压痛可能是由肩胛提肌的结缔组织炎症引起的，下角的压痛可能是由背阔肌的结缔组织炎症引起的，内侧缘的压痛可能是由菱形肌的结缔组织炎症引起的。存在这些症状的患者，多数会呈现疼痛回避姿势（头部位于前方，颈椎前弯减小，胸椎后弯，肩胛骨呈外展和下旋位）。

QLS 是被肱骨外科颈、肱三头肌肌腱、小圆肌、大圆肌包围的腔隙，其间有腋神经走行。QLS 的压痛提示存在绞窄性神经障碍之一的四边孔综合征（quadrilateral space syndrome，QLSS），并在腋神经区域出现放射痛。一般来说，QLSS 多由外伤引发，由于合并腋神经的绞窄性神经障碍，患者表现为三角肌、小圆肌萎缩和感觉障碍。在肩关节挛缩的运动治疗中，常见由一定肢位诱发的、来自腋神经的疼痛。这些疾病的临床特征虽然没有肌萎缩、感觉障碍，但患者可出现由肩关节外展或第 3 肢位内旋诱发的疼痛，而且大部分情况下，会伴有肱三头肌长头、小圆肌、大圆肌的严重的挛缩。

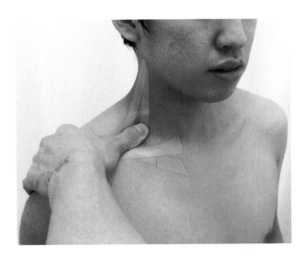

图 2-16　Morley 试验

在斜角肌间隙施加压力，如果出现从肩胛骨到指尖的放射痛，则为阳性

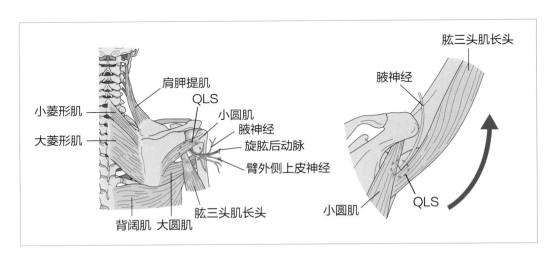

图 2-17　从肩关节后方触诊的方法

肩胛骨上角、下角、内侧缘、四边孔（QLS）是压痛的好发部位，在临床上对这些部位的触诊很重要

［1］信原克哉：診察の進め方．肩の外来．越智隆弘，他（編），メジカルビュー社．2002, 21-45.

［2］林典雄：五十肩における疼痛の解釈と運動療法．関節外科 30（11）：26-32, 2011.

［3］田口俊彦，他：腰椎椎間関節性疼痛に対するブロック治療の検討．整・災外 38：121-126, 1995.

［4］山下俊彦，他：脊椎と関節の痛覚受容器―その分布と電気生理学的性質．別冊整形外科 27：12-14, 1995.

［5］村上元庸，他：肩関節包の神経支配と疼痛発生機序．関節外科 16：923-931, 1997.

［6］林典雄，他：結帯動作時に生じる肘関節外側部痛および前腕外側部痛について―烏口腕筋筋皮神経の解剖学的特徴からの一考察．整形外科リハビリテーション研究会誌 7：41-43, 2004.

［7］玉井和哉：診察と診断．最新整形外科学大系 肩関節・肩甲帯 13. 高岸憲二，他（編），中山書店．2006. pp21-38.

［8］林典雄：肩関節拘縮の機能解剖学的特性．理学療法 21（2）：357-364.

［9］露口雄一，他：整形外科理学診断ガイド 第2版，文光堂，2004.

［10］林典雄：機能解剖学的触診技術 上肢 第2版，メジカルビュー社．2011, pp16-44, 108-133, 154-247.

［11］Hawkins RJ, et al：Impingement syndrome in athletes. Am J Sports Med 8：151-158, 1980.

［12］三笠元彦：私の肩診察法．別冊整形外科 6：16-29, 1984.

［13］Morley J：Brachial pressure neuritis due to a normal first thoracic rib：Its diagnosis and treatment by excision of rib. Clin J 22：461-464, 1913.

［14］鵜飼建志，他：投球障害肩の疼痛の解釈と治療．整形外科リハビリテーション研究会誌 8, 25-28, 2005.

第 3 章
肩关节挛缩的
治疗思路

肩关节功能障碍的原因主要有以下两点：骨折、脱臼等外伤所致的持续性挛缩，以及以肩关节周围炎为代表的以变性为基础的挛缩。挛缩多出现在关节囊炎、肩袖疏松部损伤、肱二头肌长头肌腱炎、韧带损伤、肩峰下滑囊炎等之后，正常组织为应对这些炎症反应，会发生粘连而产生瘢痕。因此，在相应的运动治疗中，对那些粘连的组织进行调整很重要。

因此，关节活动受限的治疗最主要的目的是重新获得"稳定的关节"。这是关节活动障碍康复的共同的基本概念。因此，本章会阐述"稳定的关节"和"不稳定的关节"的基本概念，并在此基础上，讲解以关节挛缩为基础的关节障碍的基本康复治疗思路。

3.1 关节挛缩与疼痛的关系

关节周围存在各种感受器（图 3-1），其中感受疼痛的感受器为游离神经末梢。肩关节的肩峰下滑囊中分布着丰富的游离神经末梢。肩关节周围炎症和伴有疼痛的肩袖撕裂等疾病多与游离神经末梢有关。而这些疾病的患者经常会出现关节挛缩，容易发生肩峰下滑动功能障碍，因此有必要基于功能解剖进行适当的运动治疗。

肩关节疾病中的运动障碍大致可以分为挛缩性运动障碍和疼痛性运动障碍。

3.1.1 挛缩性运动障碍

此类型是指随着关节运动，生理学上应该伸展的组织不能伸展（不能充分伸展），或者应该滑动的组织不能滑动（活动障碍），因此会影响到关节的活动性及稳定性。通常，肩关节的挛缩会扰乱肱骨头的向心性，容易使关节运动脱离正常轨道，这个理论被称为斜向平移（oblique translation）理论。例如，在关节囊的后方发生挛缩的情况下，如图 3-2 所示，肱骨头难以保持其向心性，会出现向前方偏移。因此，一旦关节周围的肌肉发生挛缩，会对周边组织造成伤害性刺激，这是疼痛发生的最常见的原因。

对这种类型的运动障碍的治疗，应以改善关节周围组织的伸展性和滑动性、调整组织的硬度平衡为目的。

像这样，以挛缩为基础，主要表现为运动时疼痛的病例非常多。而且即使从外观上看肩关节活动无受限，但仔细观察往往会发现多隐藏着的轻度挛缩。在临床上，使

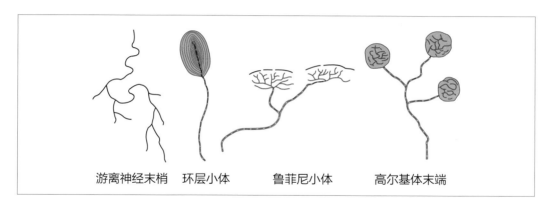

图 3-1　感受器

游离神经末梢：对物理、化学刺激产生反应。环层小体：对震动、加速度产生反应。鲁菲尼小体：对关节囊的伸展产生反应。高尔基体末端：对韧带的紧张产生反应

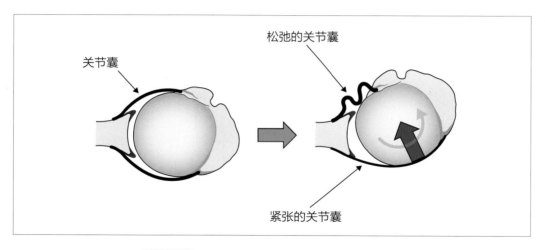

图 3-2　挛缩性运动障碍引发疼痛的机制

由于关节囊后方挛缩导致紧张度的差异，肱骨头容易从关节窝脱离，引起肌肉挛缩和疼痛

用各种评估方法来确定挛缩部位，通过进行正确的运动治疗消除挛缩，是缓解症状的基础。

3.1.2　疼痛性运动障碍

此类型是指由肩袖、肩峰下滑囊、肱二头肌长头肌腱的炎症引发疼痛，进而导致运动受限。

虽然基本上没有挛缩，但由于炎症使感受器的痛阈降低，所有运动都容易引起疼痛。

在向骨科医生报告并与其协商的基础上，对疑似存在炎症的部位进行封闭注射，无论对诊断还是治疗均是有益的。若是注射效果好，不但可以明确炎症的部位，而且可以作为制订运动治疗方案的重要参考信息。同时，以消炎镇痛为目的的药物治疗也是控制疼痛的有效手段。

对于注射后的运动治疗，零位的袖口泵使药物扩散以提高消炎效果的方法是有效的。

3.2　关节挛缩与肌力低下的关系

一方面，肌肉力量可由于肌肉横断面积的增大及肌纤维数量的增加而增强；另一方面，由于制动或失用而使肌肉容量减少，肌肉力量会下降，这是由肌肉纤维的数量和体积的减少而引发肌肉萎缩造成的。肌肉力量低下是由肌肉实质部的生理学因素造成的。

与此相对，肌肉输出力量随着运动神经元的兴奋和肌肉纤维收缩比例的增加而变大。但是，如果发生肌肉痉挛或者拮抗肌紧张，即使没有肌肉力量下降或者肌肉萎缩，肌肉力量也不能很好地发挥出来。肌力不全是由运动神经和肌肉结合部位的生理学因素导致的（图 3-3）。

也就是说，为了提高肌肉力量和爆发力，适当的关节活动度和用于维持生理性关节运动的稳定的关节环境是必要条件。

3.2.1　活动度受限

肩关节是一个在多个方向上具有较大活动度的关节。但是，如果肩关节活动度变小，则能够发挥肌力和爆发力的角度都会受到限制。因此，肩关节挛缩会导致其只能在有限的范围内活动，不能强化肌力和增大爆发力。

3.2.2　非生理性关节运动的影响

由于关节挛缩，关节偏离了生理性运动并伴有不稳定性，这会诱发疼痛和肌肉痉

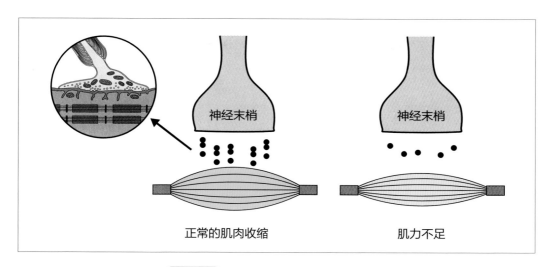

图 3-3　神经 – 肌肉生理功能不全

当存在肌肉痉挛、运动时疼痛或拮抗肌紧张度增高时，由于神经递质减少，肌肉无法进行适当的收缩

挛。此时，不但爆发力不足，而且在这种情况下勉强进行肌力强化的话，还会导致肌肉萎缩。因此，适当的肌力强化练习最好是在关节挛缩得到缓解、关节运动得到调整且容易进行之后再进行。

3.3　稳定的关节运动

如果关节稳定，关节的周围就不容易发生疼痛。而当关节的稳定性受损时，关节周围会出现疼痛（图 3-4），这是运动器官康复的基本理念，对于了解关节的病理状态也非常重要。不仅是在保守治疗中，在手术治疗中，我们也要贯穿这一基本理念。

3.3.1　稳定的关节的概念

稳定的关节包括可在生理范围内进行顺畅运动的"正常的关节"，以及完全不能运动的僵直的关节。

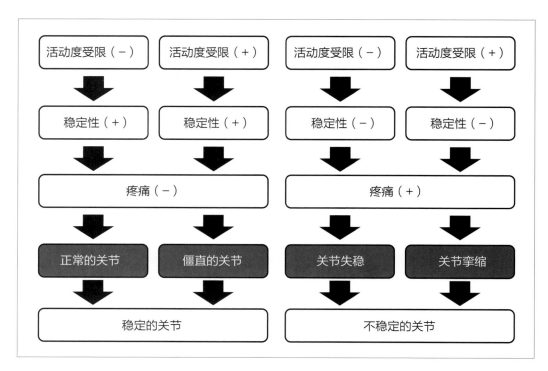

图3-4 关节稳定性与疼痛的关系

（1）正常的关节（图 3-5a）

正常的关节是关节原本的理想状态，也是治疗师想要达到的一种目标状态。

正常的关节是指没有疼痛、关节活动度受限、肌力下降等情况，关节可以在各个方向顺利完成生理范围内的运动。

（2）僵直的关节（图 3-5b）

关节僵直，是关节固定术后和骨关节炎末期等关节本来的运动完全不能进行的状态。

关节有产生关节运动的轴，而失去轴的关节无法活动，力学负荷不会从该关节产生。因此，在疼痛消失的同时关节功能也会丧失。另外，跨僵直关节的单关节肌由于失去肌肉本身的舒张和收缩功能，发生失用性萎缩。因此，对于关节固定术后及二期人工关节置换术术后的病例，有必要事先了解患者的发病背景。

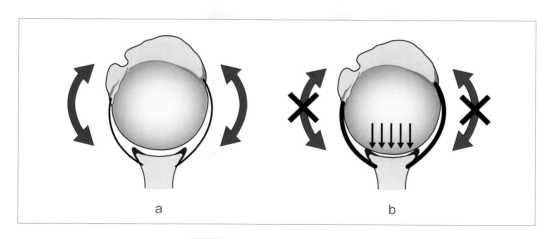

图 3-5 稳定的关节的概念

a. 稳定的关节。关节可在关节囊内顺利地、稳定地移动，这是关节本来的理想状态。b. 僵直的关节。关节完全不能运动，但不会脱出关节盂，很稳定

3.3.2 不稳定的关节的概念

不稳定的关节包括两种情况：一种是基于形态损害与器质性松弛而出现的"伴随不稳症的关节"，另一种是由于挛缩而出现关节偏离轨道的"伴随挛缩的关节"。

（1）伴随不稳症的关节（图 3-6）

伴随不稳症的关节是由于关节窝内骨性损伤、Hill-Sachs 损伤[1]、盂肱下韧带前束 – 盂唇复合体损伤[2]、关节囊内的胶原蛋白异常，以及关节囊的容量增大和松弛等原因，关节内压不能保持负压状态及不能保持向心位的关节。这就是解剖学上所谓的"破损的关节"。

代表性的疾病是外伤性关节脱臼、习惯性关节脱臼、关节松弛等。由于支持关节的关节周围软组织的破损，支点不稳定，继而发生由关节头从轨道内（关节盂）脱出所致的不稳症。应结合临床表现及影像学征象以准确判断病情，并且进行符合康复治疗目标的治疗。依据手术治疗和保守治疗的不同选择，运动治疗的目标和治疗手段也不同。

---

1 Hill-Sachs 损伤：肩关节脱位时产生的肱骨头后上方的骨缺损。——编者注
2 盂肱下韧带前束 – 盂唇复合体损伤：多会发生关节盂的剥离、中央部的断裂，也可能存在明显的肱骨头侧的断裂。——编者注

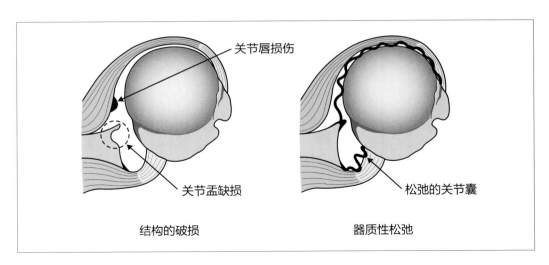

关节唇损伤

关节盂缺损

松弛的关节囊

结构的破损　　　　　　　　器质性松弛

图3-6 不稳定的关节的概念（伴随不稳症的关节）

伴随着肌肉的损伤及关节囊的松弛，肱骨头容易从关节盂内脱出，从而合并出现不稳症及疼痛

（2）伴随挛缩的关节（图3-7）

关节周围组织缺乏伸缩性或者滑动障碍，产生紧张度的失衡，不能将肱骨头固定在关节盂内，不能将肱骨头保持在关节中心位，这种关节为功能学上破损的关节。

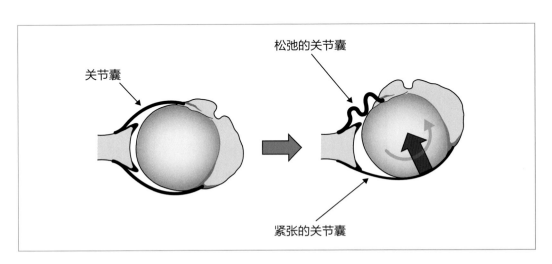

松弛的关节囊

关节囊

紧张的关节囊

图3-7 不稳定的关节的概念（伴随挛缩的关节）

缺乏伸缩性或存在滑动障碍的组织会引起关节周围组织紧张度的失衡，不能将肱骨头固定在关节盂内，是不能保持向心性的关节

当关节运动时，肱骨头会从组织硬度高的一侧向硬度低的一侧脱出，从而出现关节不稳症。对于挛缩的治疗，通过三维定位在肩关节中准确判断挛缩的组织是第一步。

根据各组织的伸缩性、滑动性与运动时疼痛的关系，推测出挛缩部位后，一定要拉伸组织及剥离粘连。完成这些操作后，如果运动时疼痛消失或者减弱，则继续将治疗的组织作为治疗对象进行后续治疗。

[1] 林典雄：膝関節拘縮に対する運動療法の考え方～膝関節伸展機構との関連を中心に～．The Journal of Clinical Physical Therapy 8：1-6, 2000.

[2] 林典雄：肩関節拘縮の機能解剖学的特性．理学療法 21（2）：357-364, 2004.

[3] Rowinski MJ：Orthopaedic and Sports Physical Therapy. CV Mosby CO, St. Louis, vol 2, 1985, pp50-64.

[4] Stacey MJ：Free nerve endings in skeletal muscle of the cat. J Anat 105：231-254, 1969.

[5] 冨田恭治，他：肩峰下滑液包における自由神経終末の分布と肩関節痛．別冊整形外科 27：12-14, 1995.

[6] 冨田恭治，他：肩の知覚受容器．肩の痛み．寺山和雄，南江堂．2008, pp9-10.

[7] 林典雄：五十肩における疼痛の解釈と運動療法．関節外科 30（11）：26-32, 2011.

[8] Rockwood CA et al：The Shoulder, 3rd ed, Saunders, 2004.

[9] 沖田実：痛みの発生メカニズム—末梢機構．ペインリハビリテーション．三和書店．2011, pp134-177.

[10] 山本宣幸，他：バイオメカニクス．最新整形外科学大系 肩関節・肩甲帯 13．高岸憲二，他（編）中山書店．2006. pp15-20.

[11] 小川芳徳，他．筋力増強のメカニズム．理学療法 16：437-441, 1999.

[12] 山崎俊明：筋力改善の理学療法—廃用性筋委縮の予防を中心に—．望月久，他（編），NAP．2001, pp23-44.

[13] Oishi Y, et al：Muscle fiber number following hindlimb immobilization. Acta Physiol Scand 146：281-282, 1992.

[14] 田中勵作：筋出力・筋緊張の神経制御．筋機能改善の理学療法とそのメカニズム—理学療法の科学的基礎を求めて—．望月久，他（編），NAP．2001, pp116-130.

[15] 皆川洋至，他：解剖．最新整形外科学大系 肩関節・肩甲帯 13．高岸憲二，中山書店．2006. pp2-14.

[16] Itoi E, et al：The effect of a glenoid defect on anteroinferior stability of the shoulder after Bankart repair；a cadaveric study. J Bone Joint Surg 82-A：35-46, 2000.

[17] Yamamoto N, et al：Contact between the glenoid and the humeral head in abduction, external rotation, and horizontal extension；a new concept of glenoid track. J Shoulder Elbow Surg 16：649-656, 2007.

[18] 平川誠．コラーゲン代謝からみたloose shoulder の病態—関節包におけるコラーゲンの生化学的分析．日整会誌 65：550-560, 1991.

[19] 二村秋元，他：肩関節の解剖とMRI. 肩．関節のMRI. 佐志隆士，他（編），メジカルビュー社．2011, pp2-33.

[20] 佐志隆士，他：肩関節の解剖とMRI. 肩．関節のMRI. 佐志隆士，他（編），メジカルビュー社．2011, pp182-199.

[21] 森統子：外傷性肩関節前方脱臼に対する運動療法．整形外科運動療法ナビゲーション 上肢．林典雄，他，メジカルビュー社．2008, pp94-97.

[22] 小野昌代：反復性肩関節脱臼に対するBristow 変法後の運動療法．整形外科運動療法ナビゲーション 上肢．林典雄，他，メジカルビュー社．2008, pp98-101.

[23] 永井教生：外傷性肩関節前方脱臼に対する関節鏡視下 Bankart 法後の運動療法．整形外科運動療法ナビゲーション 上肢．林典雄，他，メジカルビュー社．2008, pp102-105.

第4章
肌肉挛缩与肌肉短缩

对于以活动受限为基础的关节障碍，运动治疗的目的是扩大关节活动度的同时缓解由挛缩引起的疼痛。软组织，特别是肌肉，容易成为活动受限和疼痛发生的因素。为了使关节功能恢复，治疗肌肉挛缩和肌肉短缩是必要条件。因此，为了对肌肉进行适当的治疗，治疗师应掌握必要的知识和技术。

4.1 肌肉挛缩的生理机制

肌肉挛缩意味着肌肉处于痉挛状态，同时也伴有血管痉挛。其可能的机制如下。

当关节周围组织受到理化刺激时，伤害性感受器产生反应，信号传入脊髓，然后分别通过传入脑部的通路和经脊髓反射向末梢传导的通路传导。在前一通路中，刺激信号在脊髓后角经换元，沿着脊髓丘脑侧束上行，在丘脑再次换元后，投射到大脑的感觉区，由此产生疼痛感受。在后一通路中，刺激信号引发脊髓反射，作用于与前角细胞的α运动神经元和交感神经相关的节前纤维，引起肌肉和血管的痉挛。见图4-1。因此，肌肉挛缩与脊髓反射高度相关。

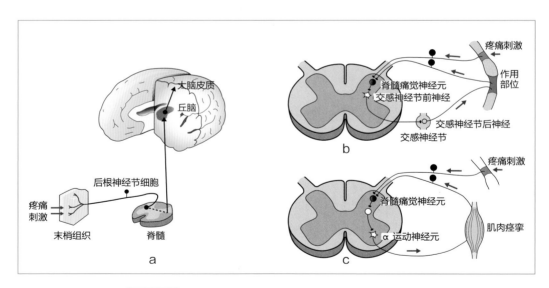

图4-1 疼痛、血管痉挛和肌肉痉挛的发生机制

关节周围组织受到刺激，伤害性感受器产生反应，信号传入脊髓，然后经传入脑的传导通路在脊髓后角换元，沿着脊髓丘脑侧束上行，在丘脑再次换元后，投射到大脑的感觉区，产生疼痛感受（a）。刺激信号还可沿脊髓反射形成的传导通路，作用于与交感神经有关的节前纤维，引起血管的痉挛（b），也可作用于前角细胞的α运动神经元，引起肌肉的痉挛（c）

肌肉、血管的长期挛缩使局部循环停滞，其结果是肌细胞发生缺血性变性，在此过程中产生的疼痛相关物质发挥作用引发疼痛和活动受限，与反复发生的脊髓反射形成恶性循环，进一步加重关节挛缩（图 4-2）。

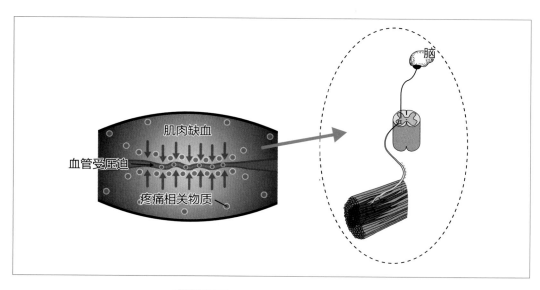

肌肉缺血

血管受压迫

疼痛相关物质

脑

图 4-2　肌肉挛缩的生理机制

　　肌肉挛缩是指肌肉痉挛和缺血的状态。以脊髓反射为基础，运动神经的冲动增加，肌肉内的血管被压迫，发生缺血。肌肉需要丰富的血液，缺血等会导致血液循环停滞和肌细胞的缺血性变性，在此过程中疼痛相关物质被释放

4.2　肌肉短缩的生理机制

　　肌肉短缩意味着肌肉缺乏伸展性的状态，这是由肌肉实质部的伸展性降低和肌筋膜的纤维化导致的。

　　肌肉实质部伸展性降低是由于构成肌纤维的基本单位——肌节的减少而引起的。肌肉伸长时，相对于粗肌丝，邻近细肌丝分离，肌节变长。长轴上肌节的数量越多，肌纤维的伸展性越大（图 4-3）。因此，肌肉实质部伸展性降低是由于肌节数量的减少，而对伸展的抵抗增加引起的。

　　筋膜的纤维化是基于关节的制动和运动不足而产生的。肌筋膜和肌内膜的纤维分子的末端形成桥式连接，随着纤维含量的增加，组织自身的硬度增高（分子间架桥）（图 4-4）。因此，肌筋膜的纤维化是纤维分子形成桥式连接对伸展的抵抗增加而出现的状态。

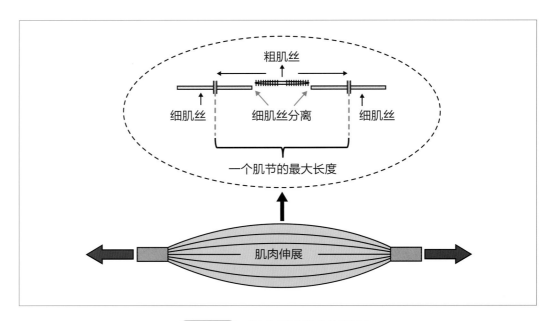

图 4-3　肌肉短缩的生理机制

肌肉拉长时，由于在肌原纤维水平，相对于粗肌丝邻近的细肌丝分离，肌节变长。因此，长轴上的肌节越多，肌纤维的伸展性越大；肌节越少，肌纤维的伸展性越小

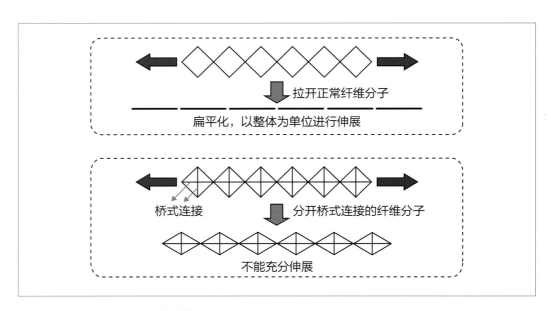

图 4-4　肌肉短缩的生理机制（纤维化）

纤维分子中桥式连接形成，组织自身的硬度变高，对伸展的抵抗性增加，肌肉纤维的伸展性下降

4.3　肌肉挛缩、肌肉短缩的鉴别

肌肉挛缩和肌肉短缩，由于生理学、组织学的发生机制不同，因此，有必要掌握对它们的评估、鉴别方法，以及相应的治疗技术。

4.3.1　有无压痛

当发生肌肉挛缩时，疼痛相关物质被释放到细胞外，由于高阈值的机械感受器和压力感受器的阈值变低，压迫成为伤害性刺激感受，此时患者多感受到压痛。

肌肉短缩是组织变性进展较快的状态，也就是说虽然肌肉难以伸长，但处于稳定的状态。因此，肌肉短缩时感受器对压迫的感受阈值高，难以感受到压痛。

4.3.2　伸展位和松弛位的肌肉紧张度

肌肉挛缩是脊髓反射引起的持续痉挛的状态，与关节肢位无关，肌紧张持续增高。因此，尽管肌肉处于短缩位，触诊仍显示肌紧张。另外，使肌肉强制伸展时，肌紧张进一步增强，易出现疼痛。

肌肉短缩是肌肉的伸展性缺乏的状态，当处于伸展位被拉伸时，触诊显示肌紧张增强。相反，由于短缩位时肌肉松弛，触诊显示肌紧张降低。

4.3.3　有无肌力低下和等长收缩时的疼痛

尽管肌肉挛缩不伴有肌肉实质部的萎缩，但由于肌肉生理功能障碍，肌力不能充分发挥，结果还是出现肌力低下。另外，由于同时伴有血管痉挛，静脉回流淤滞，导致肌内压升高。因此，使痉挛的肌肉强制做强的等长收缩时肌内压会进一步升高，容易出现疼痛。特别是伴有缺血的肌肉挛缩，肌肉收缩时疼痛较为显著。

肌肉短缩时，基本上无明显的肌力低下，肌内压也无升高。因此，进行强的等长收缩时，由于不直接影响肌内压的升高，故不出现疼痛。

4.4　肌肉挛缩、肌肉短缩的运动治疗

对于肌肉挛缩和肌肉短缩的运动治疗，笔者认为灵活运用反复性等长收缩和牵伸组合是有效的方法。以下就反复性等长收缩的生理机制及其临床应用进行阐述。

4.4.1　反复性等长收缩的生理机制

运动治疗的目的，对于肌肉挛缩是缓和肌紧张，对于肌肉短缩是恢复肌肉的伸展性，而反复性等长收缩在临床上是一种有效的治疗方法。

肌肉的基本结构是以肌腹为中心，肌腱在两端，肌腱固定在骨上。因此，肌肉两端的关节固定而肌肉收缩时，两端的肌腱产生向中心靠拢的力。实际上由于肌腱的伸展度很差，肌肉收缩的部分伸展不足由肌腱结合部的伸展承担。以上是等长收缩具有的功能特性（图4-5）。因此，可以说等长收缩是对肌腱结合部进行伸展刺激的有效方法。

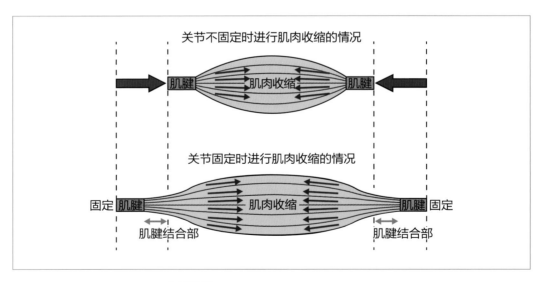

图 4-5　等长收缩具有的功能特性

关节不固定时进行肌肉收缩，两端的肌腱被肌肉拉近（上图）。而在关节固定时进行肌肉收缩，虽然产生两端的肌腱向中心靠拢的力，但由于肌腱缺乏伸展性，肌肉收缩导致的部分伸展不足由肌腱结合部的伸展承担（下图）

（1）高尔基腱器官兴奋引起 Ib 抑制

通过等长收缩对肌腱结合部进行伸展刺激，促使高尔基腱器官产生反应，从而在脊髓水平获得通过抑制性神经元介导的肌肉松弛。高尔基腱器官的阈值非常低，轻度的伸展刺激就能使之发生充分的反应（图 4-6）。

因此，对于肌肉挛缩，可进行反复轻度的等长收缩，以缓解紧张，减少对伸展的抵抗。

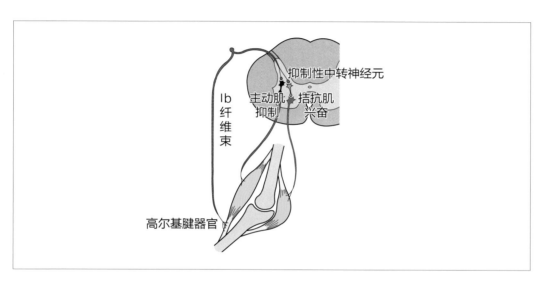

图 4-6　关于高尔基腱器官的 Ib 抑制

对肌腱高尔基腱器官施加刺激，Ib 纤维束兴奋被传递，从而在脊髓水平经抑制性中转神经元，使主动肌的 α 运动神经纤维抑制。另外，对于拮抗肌，则使 α 运动神经纤维兴奋

（2）肌节的增加、合成与肌肉伸展性的获得

对肌腱结合部的伸展刺激可促进肌肉的构成单位——肌纤维的再合成。

在适度的伸展肢位，对肌肉进行等长收缩治疗，并对肌腱结合部施加有效的伸展刺激，可以促进肌节的再合成，而且将其与可改善肌筋膜柔韧性的持续伸展一起使用，效果显著。

（3）利用肌肉泵的作用促进肌肉内疼痛物质的排出

通过反复进行肌肉收缩，利用肌肉泵的作用促进肌肉内血液循环和淋巴回流，以改善肌肉内水肿，促进疼痛相关物质的排出（图 4-7）。

对肌肉挛缩，触诊时可发现压痛，在进行反复性轻度等长收缩治疗时，经常能观察到在压痛慢慢减轻的同时，肌紧张度也会降低。

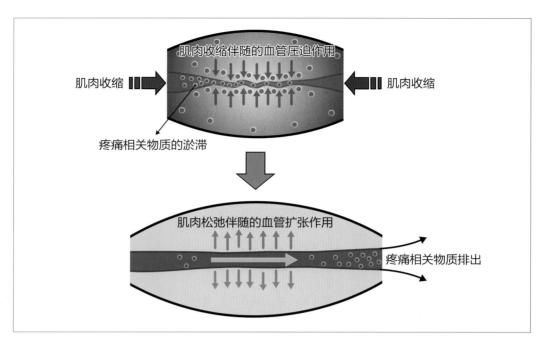

肌肉收缩伴随的血管压迫作用

肌肉收缩

肌肉收缩

疼痛相关物质的淤滞

肌肉松弛伴随的血管扩张作用

疼痛相关物质排出

图 4-7 肌肉泵的作用使肌肉内疼痛相关物质被排出

　　肌肉收缩后松弛，肌肉泵的作用促进肌肉内的血液循环和淋巴回流，对缓和肌紧张和促进排出疼痛相关物质是有效的

4.4.2 反复性等长收缩的临床应用

　　前面已经就反复性等长收缩是治疗肌肉挛缩和肌肉短缩的一种有效手段的理由进行了阐述。下面，就对肌肉挛缩和肌肉短缩进行反复性等长收缩治疗的具体方法进行说明。

　　技巧是分别利用肌肉收缩的强度和用于等长收缩的时间长度，同时还要注意的是，等长收缩后必须施加辅助主动运动。

（1）挛缩肌肉的反复性等长收缩

　　肌肉收缩的强度为肌肉最大收缩的 5%～10%，应在收缩时不伴有疼痛的限度内进行。

　　下面以喙肱肌挛缩、肩关节结带动作受限的病例为例进行说明。首先以从肩关节外展 45°并轻度伸展、内旋为开始肢位，向肩关节屈曲、外旋方向做轻度等长收缩。然后，向肩关节伸展、内旋方向进行辅助主动运动，逐渐扩大活动范围，以不产生喙肱肌的伸展刺激和疼痛为限。反复进行此组动作，直至压痛减轻和肌紧张降低为止（图 4-8）。

治疗技巧是，理想的运动程度是患者感到舒适，切勿诱发疼痛。

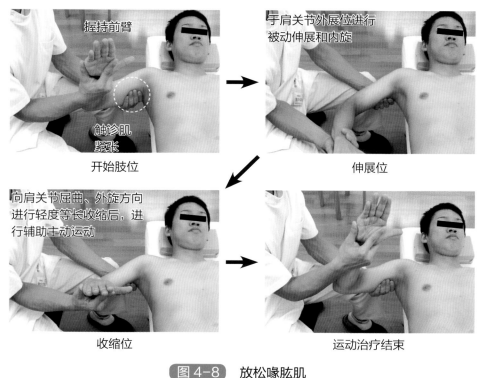

图 4-8 放松喙肱肌

规律地重复这组动作，直至肌紧张和压痛得到缓解为止

（2）短缩肌肉的反复性等长收缩

肌肉收缩的强度限于肌肉最大收缩的 10%～20%。需要注意的是，超过这一强度范围的收缩可引起目标以外肌肉的收缩。

接下来，以肱三头肌长头短缩、肩关节屈曲受限的病例进行讲解。

首先，在肘关节最大屈曲位进行肩关节屈曲，并对肱三头肌长头的肌筋膜和肌纤维施加适度的伸展刺激，向肩关节伸展、肘关节伸展方向做充分的等长收缩。然后，向肩关节和肘关节向屈曲方向进行辅助主动运动，逐渐扩展到不产生肱三头肌长头的伸展刺激和疼痛的角度为止。见图 4-9。该操作可以有效松解桥式连接的纤维。但是，需要注意的是，强行屈曲可诱发伸展痛，肌纤维过度分离时肌肉不能收缩。这组运动可顺利改善肌膜和肌纤维的伸展性，增大肘关节最大屈曲位时的肩关节屈曲角度，减弱抵抗感。

治疗技巧是，触诊时需确认伸展位紧张度最高的纤维，并以此纤维为主反复进行等长收缩，这样能准确改善短缩肌肉的伸展性。

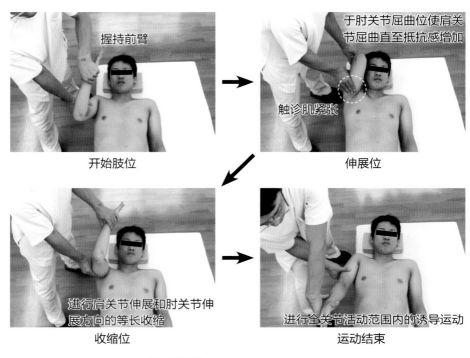

图 4-9　拉伸肱三头肌长头

规律地重复这一组动作，直至获得肌肉的伸展为止

参考文献

[1] Cailliet R. 萩島秀男訳：軟部組織の痛みと機能障害 第 3 版．医歯薬出版株式会社．1998, pp1-117.

[2] 沖田実：痛みの発生メカニズム―末梢機構．ペインリハビリテーション．三和書店．2011, pp134-177.

[3] 石井邦雄，他：脊髄反射．人体機能生理学 改訂第 4 版．杉春夫（編），南江堂．2003, pp136-144.

[4] Johansson H, et al：Pathophysiological mechanisms involved in genesis and spread of muscular tension in occupational muscle pain and chronic musculoskeletal pain syndromes：a hypothesis. Med Hypotheses 35: 196-203, 1991.

[5] 林典雄：膝関節拘縮に対する運動療法の考え方～膝関節伸展機構との関連を中心に～．The Journal of Clinical Physical Therapy 8: 1-6, 2000.

[6] 高橋雅人：筋の伸張および伸展性（粘弾性）改善の理学療法．筋機能改善の理学療法とそのメカニズム―理学療法の科学的基礎を求めて―．望月久，他（編）．NAP. 2001, pp68-80.

[7] 藤本大三郎：コラーゲン物語．東京化学同人．1999, pp44-55, 73-100.

[8] 須釜聡：関節固定が筋肉コラーゲンに及ぼす影響．PT ジャーナル 29: 345-348, 1995.

[9] 藤井克之，他：骨，関節軟骨の老化とコラーゲン．整形外科 32: 416-424, 1981.

[10] Fujii K：Aging of the collagen in human joint conponent；Changes in the reclucible cross link and solabilities. J Jpn Orthop Assoc 49: 145-155, 1975.

[11] 沖田実，他：筋膜の変化に基づいた関節可動域制限．関節可動域制限 - 病態の理解と治療の考え方．沖田実（編），三輪書店．2008, pp89-111.

[12] Udaka J, et al：Disuse-induced preferential loss of the giant protein titin depresses muscle performance via abnormal sacromeric organization. J Gen Physiol 131: 33-41, 2008.

[13] 林典雄：肩関節拘縮の機能学的特性．理学療法 21: 357-564, 2004.

[14] 伊藤文雄：筋感覚研究の展開．協同医書出版社．2000, pp33-103.

[15] 黒川幸雄：疼痛の運動療法．疼痛の理学療法．鈴木重行，他（編），三輪書店．1999, pp58-65.

[16] 熊澤孝朗：痛みのメカニズム．新医科学大系 第 7 巻 刺激の受容と生体運動．石井威望，他（編集）．中山書店．1995, pp153-167.

[17] Mense S, et al：Nociception from skeletal muscle in relation to clinical muscle pain. Pain 54: 241-289, 1993.

[18] 吉田徹，他：いわゆる変形性関節症の疼痛について―骨内圧からの考察―．整形外科 26（8）: 745-752, 1975.

[19] Mense S, et al：Responses in muscle afferent fibers of slow conduction velocity to contractions and ischaemia in the cat. J Physiol 342: 383-397, 1983.

[20] 林典雄，他：等尺性収縮を用いた肩関節 ROM 訓練．理学療法学 17（5）: 485-489, 1990.

[21] 大地陸男：生理学テキスト．文光堂，1992, pp35-49, pp67-68, pp73-82.

[22] Tamai K, et al：In situ observation of adjustment of sarcomere length in skeletal muscle under sustained stretch. J Jpn Orthop Assoc 63: 1558-1563, 1989.

[23] Safran MR et al：The role of warmup in muscular injury prevention. Am J Sports Med 16: 123-127, 1988.

第 5 章
肌肉因素引起的
肩关节挛缩

5.1　肌肉挛缩评估的基础知识

5.2　构成肩关节肌肉的功能解剖和评估方法

5.3　运动治疗

引起肩关节挛缩的原因有很多。在这些原因中肌肉的原因在临床上非常多见。本章将就肩关节挛缩的原因、肌肉的评估方法和运动治疗的方法以及构成肩关节的各个肌肉逐一进行讲解。通过对各肌肉进行详细评估，可以再次理解功能解剖的重要性。

5.1 肌肉挛缩评估的基础知识

5.1.1 肌肉的作用

为了理解构成肩关节的肌肉的功能，有必要掌握肌肉、骨的附着部位和肌肉的牵引方向。

对球施加牵引力后，球会产生直线和旋转运动。如果牵引方向通过球的旋转中心时，球只进行直线运动，理论上是不能产生旋转运动的（图5-1a）。但是，当牵引方向不通过旋转中心时，会产生直线运动和旋转运动。此时，产生的旋转运动可一直进行，直至直线上牵引方向与旋转中心一致（图5-1b）。

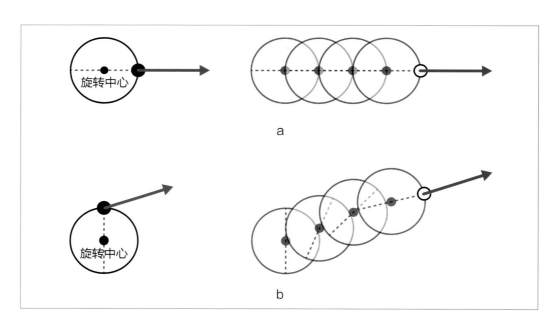

图 5-1　牵引方向通过旋转中心和不通过旋转中心时球的移动

a. 当牵引方向通过球的旋转中心时，理论上球不向牵引方向旋转。b. 当牵引方向不通过球的旋转中心时，理论上，球沿牵引方向发生位移和旋转。球从●的位置移动到○为止如果改变施加在球上的牵引力的方向，则球的移动方向和旋转运动量也会改变（图 5-2）。因此，即使是相同的肌肉、相同的附着部位，由于肌纤维的牵引方向不同，关节运动也会不同。

因此，由于肌纤维牵引方向的作用会发生改变，治疗者有必要掌握肩关节各种肢位及各肌肉的作用方式。

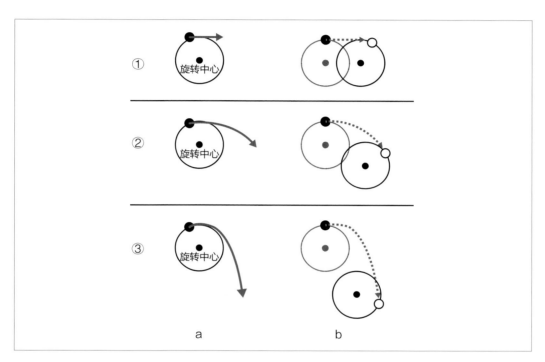

图 5-2　不同牵引方向与球的运动

当向各方向施加牵引力时（a），球向牵引力的方向运动（b），球从 ● 到 ○ 旋转

5.1.2　肌肉压痛的评估

肌肉的压痛是查找肌肉挛缩和炎症部位的重要临床指征。在评估压痛时，将肌肉伸展至适当的肢位可以确认肌紧张，也更容易发现压痛（图 5-3）。

另外，对于肌肉压痛的评估，如果事先知道压痛的好发部位，评估通常能更顺利地进行。一般来说，肌肉附着部、肌腱移行部、关节附近容易出现压痛（图 5-4）。

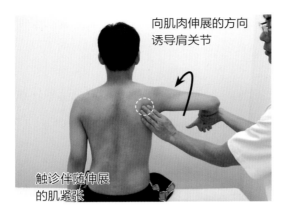

向肌肉伸展的方向
诱导肩关节

触诊伴随伸展
的肌紧张

图 5-3　肌肉压痛的评估（冈下肌）

　　检查者用一只手（图片中是右手）向肌肉伸展的方向诱导肩关节，另一只手（图片中是左手）进行触诊可发现伸展后紧张的肌肉。通过确认肌紧张更易发现压痛部位

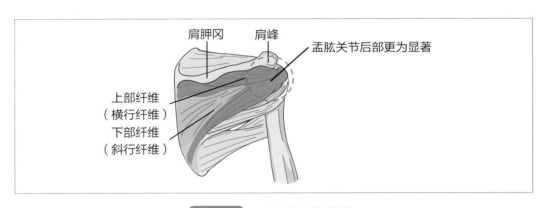

肩胛冈　　肩峰　　盂肱关节后部更为显著

上部纤维
（横行纤维）

下部纤维
（斜行纤维）

图 5-4　压痛的好发部位

　　图中显示的是冈下肌压痛的好发部位。冈下肌的肩胛冈下缘附着部、肩胛骨外侧缘附着部，以及肱骨附着部附近容易出现压痛

5.1.3　肌肉的牵伸试验

　　肌肉牵伸试验基本上是向肌肉起点和止点分离的方向进行诱导，以评估其活动范围。当肌肉牵伸试验结果判定为阳性时，重要的是在实际操作过程中通过触诊确认肌紧张，还可以确认此肌肉是牵伸试验的限制因素。另外，除了肌肉以外的其他组织（如韧带、关节囊等）也可能是限制因素。因此，治疗师还必须知道包括本书第 6 章和第 7 章讲解的其他评估方法，以对挛缩的原因进行综合判断。

　　此外，在进行与盂肱关节有关的肌肉的牵伸试验时，肩胛骨的固定也很重要。但是，肩胛骨的位置会随着肩关节肢位的变化而变化，因此，若事先确定固定肩胛骨的肢位，重复性就会提高（图 5-5）。

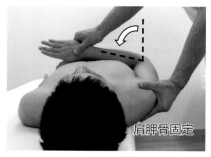
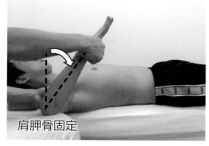

a. 上部纤维   b. 下部纤维

图 5-5 肌肉牵伸试验时肩胛骨的固定（冈下肌牵伸试验）

在进行与盂肱关节有关的肌肉的牵伸试验时，肩胛骨的固定很重要。由于随着肩关节肢位的变化，肩胛骨的位置也会发生变化，故事先确定固定肩胛骨的肢位可提高重复性

5.2 构成肩关节肌肉的功能解剖和评估方法

5.2.1 冈上肌

（1）冈上肌的功能解剖

冈上肌参与形成肩袖的上部，它的作用是外展肩关节和形成肱骨头靠近肩胛盂的支点（图 5-6）。冈上肌有外展肩关节的作用，由于从肱骨头到其止点的距离短，冈上肌的肌力不强。因此，当力臂大的三角肌由于腋神经麻痹而出现功能缺损时，肩关节外展功能会显著下降。另外，与下垂比较，外展的角度增加时，从长度－张力曲线可以发现冈上肌的作用逐渐减弱。

冈上肌和三角肌的力偶结构对于肩关节的外展运动很重要。冈上肌发挥杠杆力的作用，三角肌与强力的旋转力矩有关，二者相互协调，使外展运动能够顺利进行。

Sharkey 等关于上方移位的制动效果的尸体研究显示，与冈上肌相比，冈下肌、小圆肌、肩胛下肌的制动效果更好。另外，Halder 等的相关的尸体研究显示，肩关节外展时，与冈上肌相比，冈下肌、肩胛下肌上方移位的制动效果更好。因此，冈上肌与三角肌的力偶结构不是单独发挥作用，而是在其他肩袖肌的协调下发挥作用。

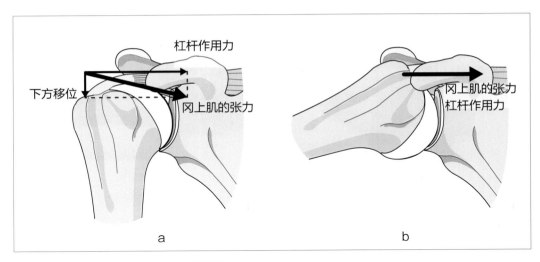

图 5-6 冈上肌对肱骨的作用

a. 上臂下垂时冈上肌的作用。b. 上臂外展时冈上肌的作用

另外，冈上肌肌腱包绕肩关节旋转轴的前后并附着于大结节（一部分冈上肌肌腱附着在小结节）。因此，在旋转轴前方走行的前部纤维发挥内旋的作用，而在旋转轴后方走行的后部纤维发挥外旋的作用。

关于冈上肌的解剖学特征，皆川等的研究显示，肌肉生理横截面积的 70% 集中在冈上肌实质部的前 1/3。此外，井樋等的研究显示，冈上肌的前 1/3 在肩关节外展动作中的最大负重、最大应力、弹性系数较大。据此可见，冈上肌前中部纤维在功能学上是更重要的。

（2）冈上肌的压痛好发部位及评估

冈上肌的压痛多发生在冈上窝内侧 1/4。前部纤维于上角附近显著，后部纤维于肩胛冈上缘显著。见图 5-7。冈上肌由于被斜方肌上部纤维广泛覆盖，因此触诊需要一些技巧，以上角、肩胛冈为标志可提高触诊的精确度，可重复性好。

（3）冈上肌的牵伸试验

评估体位为坐位，肩关节外展 45°，肩胛骨固定。

前部纤维的牵伸试验，肩关节在基础肢位上外旋 30°，以此为开始肢位。从开始肢位使肩关节内收，若未达到内收和外展 0° 位，可怀疑是前部纤维的伸展性降低（图 5-8a）。

后部纤维的牵伸试验，肩关节在基础肢体的基础上内旋30°，以此为开始肢位。从开始肢位使肩关节内收，若未达到内收和外展0°位，可怀疑是后部纤维的伸展性降低（图5-8b）。

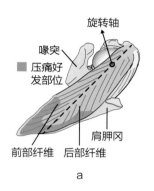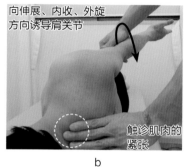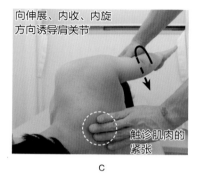

图5-7 冈上肌的压痛好发部位及评估

a. 冈上肌的压痛多发生在冈上窝内侧1/4。b. 前部纤维压痛的评估，触诊冈上窝，操作到上角附近为止，向伸展、内收、外旋方向诱导肩关节。由于前部纤维紧张，确认压痛部位比较容易。c. 后部纤维压痛的评估，触诊冈上窝，操作到肩胛冈上缘为止，向伸展、内收、内旋方向诱导肩关节。由于后部纤维紧张，确认压痛部位比较容易

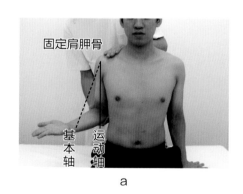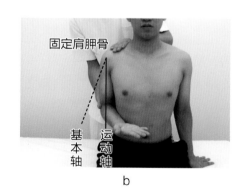

图5-8 冈上肌的牵伸试验

a. 前部纤维的牵伸试验。b. 后部纤维的牵伸试验

5.2.2　冈下肌

（1）冈下肌的功能解剖

冈下肌形成肩袖的上部和后部，对盂肱关节的稳定来说，其是十分重要的肌肉。

一般来说，肩袖断裂以冈上肌肌腱为主，望月等的报道显示也有很多冈下肌肌腱断裂的病例。另外，冈下肌肌腱断裂对肩关节外展肌肌力的影响很大。Mura 等的研究发现，与正常肩关节相比，切除冈上肌后外展力矩降低 39%，而切除冈上肌和冈下肌则外展力矩降低 63%。另外，冈下肌上下包绕肩关节内收外展轴，停止于大结节。

因此，内收外展轴上方走行的上部纤维（横行纤维）下垂时张力高，下方走行的下部纤维（斜行纤维）外展时张力高。

冈下肌在各个肢位对肱骨的作用如下。

第 1 肢位：上部纤维为伸展位，对外展作用有效。冠状面上使肱骨向下移位，并使肩关节外展（杠杆作用力）（图 5-9a）；水平面上使肱骨向前移位，并使肩关节外旋（杠杆作用力）（图 5-9b）。

第 2 肢位：下部纤维紧张，其外旋作用大于上部纤维。冠状面上发挥使肩关节外展和内收的作用（图 5-9c），水平面上发挥使肱骨向前移位和水平伸展（杠杆作用力）的作用（图 5-9d）。

第 3 肢位：冈下肌整体为伸展位，向心力强，主要发挥水平伸展的作用（图 5-9e）。

（2）冈下肌的压痛好发部位及评估

冈下肌压痛的好发部位：上部纤维多在肩胛冈下缘附近被触及，下部纤维多在肩胛骨外侧缘被触及；盂肱关节的后部尤为明显，这个部位的冈下肌被三角肌后部纤维覆盖。见图 5-10。肩关节外展可使三角肌移位，使冈下肌的触诊变得容易。

（3）冈下肌的牵伸试验

评估体位是仰卧位。上部纤维的牵伸试验，以肩关节屈曲 30°（原本下垂是妥当的，但内旋时会和躯干碰撞）的肢位为开始肢位，肩胛骨固定在肩关节内外旋中间位。肩关节内旋，若不能内旋 90°，可怀疑为上部纤维伸展性降低。见图 5-11a。

下部纤维的牵伸试验，以肩关节外展 90° 的肢位为开始肢位，肩胛骨固定在肩关节内外旋中间位。在此肢位使肩关节内旋，若不能内旋 30°，可怀疑为下部纤维伸展性降低。见图 5-11b。

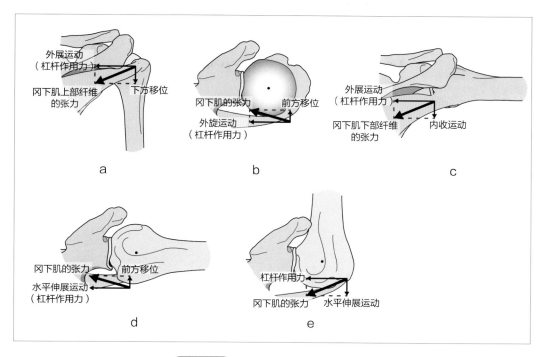

图 5-9 冈下肌对肱骨的作用

a. 第 1 肢位冠状面上冈下肌的作用。b. 第 1 肢位水平面上冈下肌的作用。c. 第 2 肢位冠状面上冈下肌的作用。d. 第 2 肢位水平面上冈下肌的作用。e. 第 3 肢位水平面上冈下肌的作用

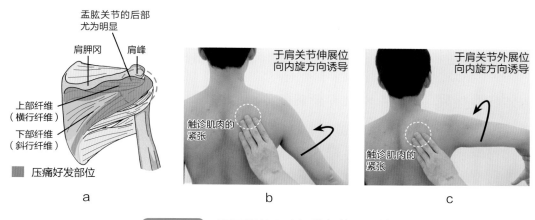

图 5-10 冈下肌的压痛好发部位及评估

a. 冈下肌的压痛好发部位。上部纤维多在肩胛冈下缘附近被触及，下部纤维多在肩胛骨外侧缘被触及。b. 上部纤维的压痛评估，触诊范围为肩胛冈下缘到盂肱关节，于肩关节伸展位向内旋方向诱导。由于上部纤维紧张，容易确认压痛部位。c. 下部纤维压痛的评估，触诊范围为小圆肌的起始部到盂肱关节，于肩关节外展位向内旋方向诱导。由于下部纤维紧张，容易确认压痛部位

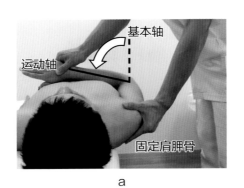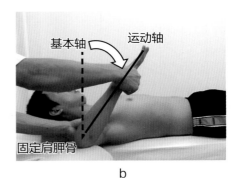

a   b

图 5-11   冈下肌的牵伸试验

a. 上部纤维的牵伸试验。b. 下部纤维的牵伸试验

5.2.3　小圆肌

（1）小圆肌的功能解剖

小圆肌构成了肩袖的后下部，通过杠杆作用力维持盂肱关节稳定。小圆肌和冈下肌一起发挥外旋的作用，特别是在第 3 肢位时小圆肌的作用更强。另外，小圆肌与关节囊后部相结合，发挥着肩关节外旋运动时防止关节囊后部被夹的重要作用。

小圆肌在各肢位对肱骨的作用如下。

第 1 肢位：整体肌肉长度短缩，外旋作用弱（图 5-12a）。

第 2 肢位：由于肌肉被适度拉长，外旋作用变强（图 5-12b）。

第 3 肢位：肌肉被进一步拉长，外旋作用更强（图 5-12c）。

（2）小圆肌的压痛好发部位及评估

多数情况下，小圆肌的压痛于上部纤维和下部纤维均可被触及，特别是在大结节附着部附近更为显著（图 5-13）。另外，在四边孔有压痛的情况下，小圆肌的压痛有变强的倾向。

（3）小圆肌的牵伸试验

评估体位为坐位。小圆肌的牵伸试验，以肩关节屈曲 90° 位为开始肢位，肩胛骨固定在肩关节内外旋中间位。在此肢位使肩关节内旋，如不能内旋 30°，可怀疑为小圆肌的伸展性低下。见图 5-14。

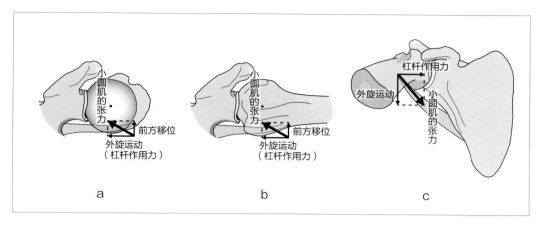

图 5-12　小圆肌对肱骨的作用

a. 第 1 肢位小圆肌的作用。b. 第 2 肢位小圆肌的作用。c. 第 3 肢位小圆肌的作用

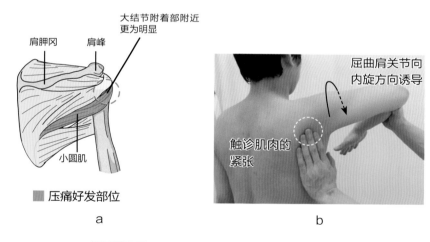

图 5-13　小圆肌的压痛好发部位及评估

　　a. 多数情况下小圆肌的压痛于上、下部纤维都能被触及。b. 小圆肌压痛的评估，首先触诊肩胛骨外侧缘的近端，然后向肱骨大结节触摸。在肩关节屈曲位内旋可诱导小圆肌紧张，这样更容易确认压痛部位

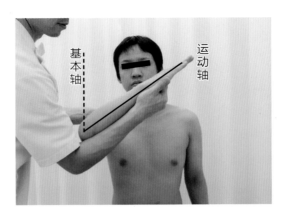

基本轴　运动轴

图 5-14　小圆肌的牵伸试验

5.2.4　肩胛下肌

（1）肩胛下肌的功能解剖

肩胛下肌构成肩袖的前面，维持盂肱关节的稳定。虽然同为羽状肌，但肩胛下肌与冈上肌、冈下肌、小圆肌不同，它是由多条肌内腱构成的多羽肌。

有内旋功能的肩胛下肌的横截面积与有外旋功能的冈上肌、冈下肌、小圆肌的横截面积的总和大致相同。如内外旋肌群同时收缩，其产生的张力对杠杆的形成有影响。

另外，肩胛下肌作为防止肩关节从前方脱臼的动态稳定结构，具有重要的作用。但是，Turkel 等关于肩胛下肌肌腱切除后的制动效果的研究显示，上肢下垂和肩关节外展 45° 时可确认肩胛下肌对前方的稳定作用，外展 90° 时则无法确认。此外，山本等的研究也显示，虽然肩关节外展 90° 时肩胛下肌处于拉伸状态，但不能确认对前方的制动效果。

肩胛下肌从上下方包绕肩关节屈伸轴，广泛附着在从小结节前面到上面的区域，一部分到达肩胛盂。因此，下垂时于屈伸轴上方行走的上部纤维和外展时于屈伸轴下方走行的下部纤维作用较强。

肩胛下肌在各肢位对肱骨的作用如下。

第 1 肢位：上部纤维内旋的作用强（图 5-15a、5-15b）。

第 2 肢位：下部纤维紧张而上部纤维松弛，因此下部纤维内旋的作用强于上部纤维（图 5-15c、5-15d）。

第 3 肢位：肩胛下肌的肌肉长度整体变短，内旋的作用弱（图 5-15e）。此时，肩胛下肌的功能由大圆肌代偿。

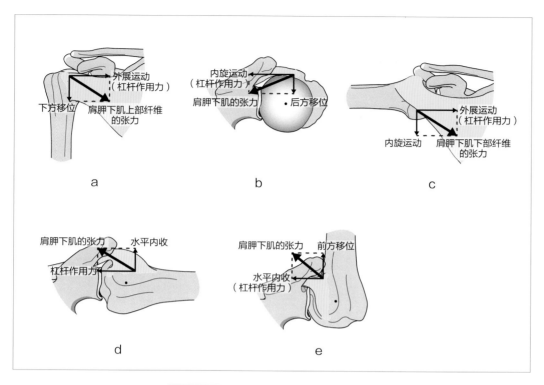

图 5-15 肩胛下肌对肱骨的作用

a. 第 1 肢位冠状面肩胛下肌的作用。b. 第 1 肢位水平面肩胛下肌的作用。c. 第 2 肢位冠状面肩胛下肌的作用。d. 第 2 肢位水平面肩胛下肌的作用。e. 第 3 肢位水平面肩胛下肌的作用

（2）肩胛下肌的压痛好发部位及评估

肩胛下窝与胸廓接触，肩胛下肌在肩胛骨外侧部和小结节可被触及。因此，上部纤维、下部纤维的压痛多在肩胛下窝的外侧缘（胸大肌深层部）被触及（图 5-16）。位于肩胛骨外侧缘的大肌束是大圆肌和背阔肌，注意应和肩胛下肌相鉴别。

（3）肩胛下肌的牵伸试验

评估体位为仰卧位。上部纤维的牵伸试验，肩关节下垂，肩胛骨固定在肩关节内外旋中间位，此为开始肢位。以此状态使肩关节外旋，若外旋达不到 60°，可怀疑为上部纤维的伸展性降低（图 5-17a）。

下部纤维的牵伸试验，肩关节外展 90°，肩胛骨固定在肩关节内外旋中间位，此为开始肢位。在此状态使肩关节外旋，若外旋达不到 90°，可怀疑是下部纤维的伸展性降低（图 5-17b）

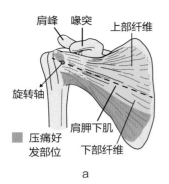
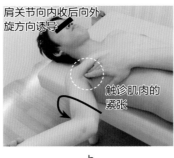
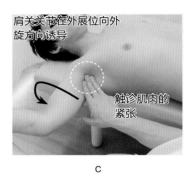

图 5-16 肩胛下肌的压痛好发部位及评估

a. 肩胛下肌的压痛好发部位，上部纤维、下部纤维的压痛均可在肩胛下窝的外侧缘（胸大肌的深层）附近可被触及。b. 上部纤维压痛的评估，肩关节轻度外展，触诊肩胛骨外侧缘最上部纤维。肩关节内收后向外旋方向诱导，上部纤维紧张使压痛部位容易被确认。c. 下部纤维压痛的评估，触诊肩胛骨外侧缘（大圆肌的内侧）附近。肩关节于外展位向外旋方向诱导，下部纤维紧张使压痛部位容易被确认

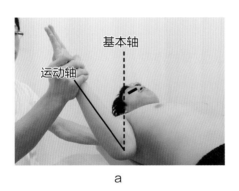
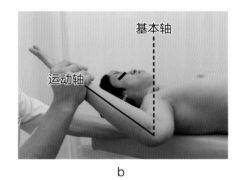

图 5-17 肩胛下肌的牵伸试验

a. 上部纤维的牵伸试验。b. 下部纤维的牵伸试验

5.2.5 大圆肌

（1）大圆肌的功能解剖

大圆肌与背阔肌的肌腱伴行，从肩胛下角向小结节嵴走行。大圆肌和肩胛下肌的支配神经都是肩胛下神经，可将两肌作为同系列的肌肉。

大圆肌在各肢位对肱骨的作用如下。

第 1 肢位：大圆肌松弛，内旋作用减弱（图 5-18a）。

第 2 肢位：肌肉被适度拉长，有利于肩关节内收、内旋运动（图 5-18b）。

第 3 肢位：肩胛下肌整体长度变短，大圆肌的长度保持不变，代偿肩胛下肌的内旋作用（图 5-18c）。另外，大圆肌第 2 肢位的内收作用可向第 3 肢位的伸展作用转变。

（2）大圆肌的压痛好发部位及评估

大圆肌的压痛，于整条肌肉都可被触及，在肩胛下角附着部附近尤为明显（图 5-19）。大圆肌是位于肩胛骨外侧缘的大而圆的肌束，其前方被背阔肌包绕。对于此部位的压痛，两块肌肉需要进行鉴别。

（3）大圆肌的牵伸试验

评估体位为坐位。大圆肌牵伸试验，肩关节屈曲 90°，肩胛骨固定在肩关节内外旋中间位，此为开始肢位。在此状态使肩关节外旋，若达不到外旋 80°，可怀疑为大圆肌的伸展性降低（图 5-20）。

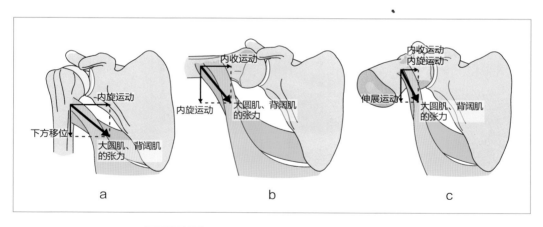

图 5-18　大圆肌、背阔肌对肱骨的作用

a. 第 1 肢位大圆肌的作用。b. 第 2 肢位大圆肌的作用。c. 第 3 肢位大圆肌的作用

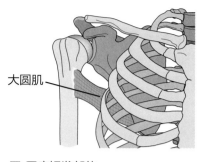
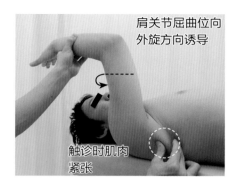

大圆肌

■ 压痛好发部位

a

肩关节屈曲位向
外旋方向诱导

触诊时肌肉
紧张

b

图 5-19　大圆肌的压痛好发部位及评估

a. 大圆肌的压痛于整条肌肉都能被触及，肩胛下角附近尤为明显。另外，需要注意在大圆肌的前面被背阔肌包绕的部位。b. 大圆肌压痛的评估，触诊肩胛骨外侧缘大而圆的肌束的后面，肩关节屈曲位向外旋方向诱导时，由于肌紧张，压痛的部位容易被确认

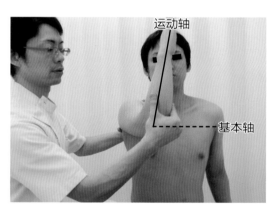

运动轴

基本轴

图 5-20　大圆肌的牵伸试验

5.2.6　背阔肌

（1）背阔肌的功能解剖

背阔肌由胸椎棘突、腰骶椎棘突、髂嵴、下位肋骨、肩胛下角部的 4 个纤维群组成，4 个纤维各有各的功能。另外，由于腰椎后弯、骨盆后倾，各纤维群被牵拉，静止张力高，肩关节前层活动度受限。见图 5-21。

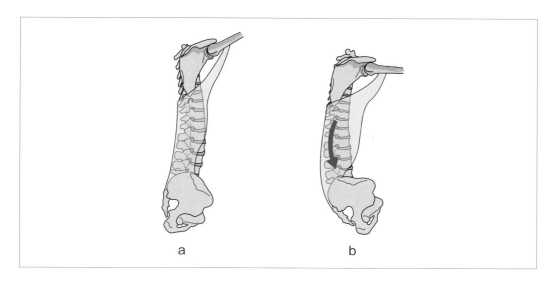

图 5-21 不同姿势背阔肌的功能

a. 胸椎、腰椎前弯，骨盆前倾位，由于静止张力低，肩关节前屈不受限。b. 胸椎、腰椎后弯，骨盆后倾位，由于背阔肌转为伸展位，静止张力增高，肩关节前屈受限

另外，背阔肌的止点和大圆肌相同，都在小结节嵴。在这两块肌肉结合部的近端，两块肌肉之间有腱下囊，可减轻两块肌肉间的摩擦。

背阔肌的功能可随着脊柱、骨盆位置的变化而发生变化。在肩关节运动轴附近，背阔肌作用与大圆肌一致，因此对肱骨的作用与大圆肌相同。见图 5-18。

（2）背阔肌的压痛好发部位及评估

背阔肌在肩胛骨的外侧缘包绕大圆肌并向前面迂回，需要注意此部位周围的压痛。在触诊中发现的在肩胛骨下角周围走行的背阔肌最上部纤维的压痛，可能是背阔肌与肩胛骨下角摩擦导致的功能障碍。见图 5-22。

（3）背阔肌的牵伸试验

评估体位为侧卧位，使两侧髋关节处于最大屈曲位，即胸腰椎后弯位、骨盆后倾位。

背阔肌的牵伸试验，以肩关节内外旋中间位为开始肢位，在此状态使肩关节屈曲，若不能达到屈曲 120°，可怀疑为背阔肌伸展性降低。见图 5-23。

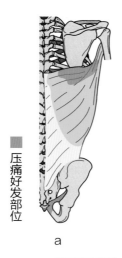

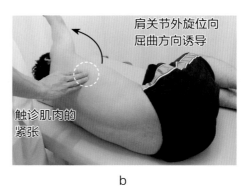

肩关节外旋位向
屈曲方向诱导

触诊肌肉的
紧张

压痛好发部位

a

b

图 5-22 背阔肌的压痛好发部位及评估

　　a.背阔肌的压痛多数在肩胛骨下角附近的最上部纤维处被触及。b.背阔肌压痛的评估，触诊在肩胛骨下角尾侧的肌腹，于肩关节外旋位向屈曲方向诱导，由于屈曲超过120°后出现肌肉紧张，容易确认压痛的部位

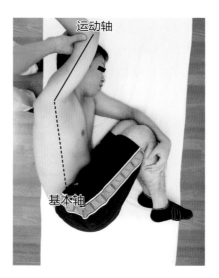

运动轴

基本轴

图 5-23 背阔肌的牵伸试验

5.2.7 三角肌（前部纤维、中部纤维、后部纤维）

（1）三角肌的功能解剖

三角肌的前部纤维和后部纤维是肌纺锤，中部纤维是多羽肌。

三角肌的功能是使肱骨产生强的旋转力矩。

对于肩袖炎、肩袖断裂、肩胛上神经麻痹等肩袖功能不良的病例，由于三角肌向肩峰侧上拉肱骨，使肱骨头与喙肩弓碰撞，故外展变得困难。

前部纤维作用于肩关节的屈曲、内收、内旋运动，中部纤维作用于肩关节的外展运动，后部纤维作用于肩关节外展、内收、外旋运动。见图 5-24。

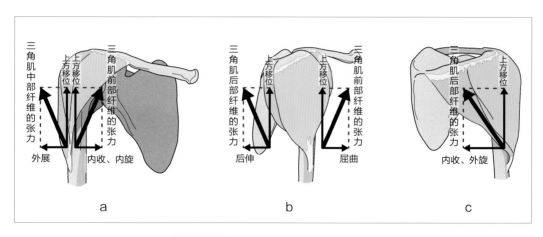

图 5-24　三角肌对肱骨的作用

a. 从前面看三角肌对肱骨的作用。b. 从侧面看三角肌对肱骨的作用。c. 从后面看三角肌对肱骨的作用

（2）三角肌的压痛好发部位及评估

三角肌的压痛多数可在三角肌粗隆附近被触及。由于三角肌的横断面向中部纤维集中，后部纤维很少，故在向远端进行触诊时，可触及多数的前部纤维压痛和中部纤维压痛。见图 5-25 ~ 5-27。

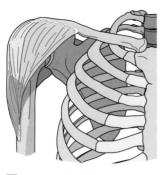

■ 压痛好发部位

a

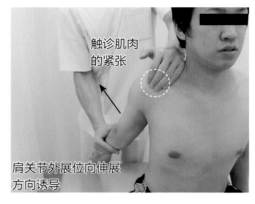

触诊肌肉
的紧张

肩关节外展位向伸展
方向诱导

b

图 5-25　三角肌前部纤维的压痛好发部位及评估

　　a. 三角肌的压痛多在三角肌粗隆附近被触及。b. 三角肌压痛的评估，由于三角肌凹凸清楚，容易触诊，因此也容易确认压痛。前部纤维由于肩关节外展位向伸展方向诱导时肌肉紧张，容易确认压痛部位

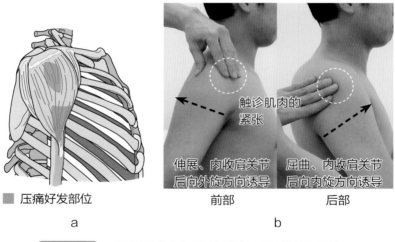

■ 压痛好发部位

a

触诊肌肉的
紧张

伸展、内收肩关节
后向外旋方向诱导

屈曲、内收肩关节
后向内旋方向诱导

前部　　　　　后部

b

图 5-26　三角肌中部纤维的压痛好发部位及评估

　　a. 三角肌的压痛多在三角肌粗隆附近被触及，尤其是中部纤维。b. 三角肌压痛的评估，由于三角肌凹凸清楚，容易触诊，因此容易确认压痛。伸展、内收肩关节后，向外旋方向诱导肩关节时，中部纤维的前部紧张。屈曲、内收肩关节后，向内旋方向诱导肩关节时，中部纤维的后部紧张。因此，容易确认压痛部位

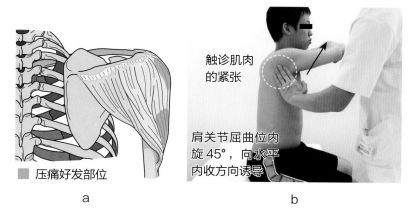

触诊肌肉
的紧张

肩关节屈曲位内
旋 45°，向水平
内收方向诱导

■ 压痛好发部位

a   b

图 5-27　三角肌后部纤维的压痛好发部位及评估

　　a. 三角肌的压痛多在三角肌粗隆附近被触及，后部纤维稀少。b. 由于肩关节屈曲位
内旋大约 45°，向水平内收方向诱导时后部纤维紧张，容易确认压痛部位

（3）三角肌的牵伸试验

评估体位为坐位。

前部纤维的牵伸试验，以肩关节外展 45°、内外旋中间位的肢位为开始肢位，固定肩胛骨。从此状态开始向后方拉上肢，若向后方伸展不到 20°，可怀疑是前部纤维伸展性降低（图 5-28a）。

中部纤维前部的牵伸试验，以肩关节外展 20°、内外旋中间位的肢位为开始肢位，固定肩胛骨。从此状态开始使肩关节内收，若内收不足 15°，可怀疑是中部纤维前部的伸展性降低（图 5-28b）。

中部纤维后部的牵伸试验，以肩关节屈曲 20°、内外旋中间位的肢位为开始肢位，固定肩胛骨。在此状态下使肩关节内收，若内收不足 15°，可怀疑是中部纤维后部的伸展性降低（图 5-28b）。

后部纤维的牵伸试验，以肩关节屈曲 90°、内旋 45° 的肢位为开始肢位，固定肩胛骨。在此状态下使肩关节水平屈曲，若水平屈曲不足 20°，可怀疑是后部纤维的伸展性降低（图 5-28c）。

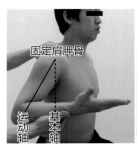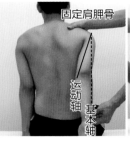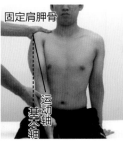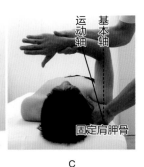

图 5-28　三角肌的牵伸试验

a. 前部纤维的牵伸试验。b. 中部纤维的牵伸试验。c. 后部纤维的牵伸试验

5.2.8　胸大肌

（1）胸大肌的功能解剖

胸大肌由锁骨部纤维、胸肋部纤维、腹部纤维 3 个纤维群组成，3 个纤维群在各肢位发挥的作用也不相同。另外，各纤维群在将到达停止部位时交叉，5 cm 宽的大结节嵴处呈 4 层结构附着。

胸大肌在各肢位对肱骨的作用如下。

第 1 肢位：锁骨部纤维作用于肱骨的上方移位和肩关节的屈曲、内收、内旋运动。胸肋部纤维作用于肩关节的内收、内旋运动。腹部纤维基本没有特别的功能。见图 5-29a。

第 2 肢位：锁骨部纤维作用于肩关节的水平屈曲运动。胸肋部纤维作用于肩关节的水平屈曲、内收、内旋运动。腹部纤维作用于肩关节的水平屈曲、内收、内旋运动。见图 5-29b。

第 3 肢位：锁骨部纤维作用于肩关节的水平屈曲运动。胸肋部纤维作用于肩关节的水平屈曲、内收、内旋运动。腹部纤维作用于肩关节的水平屈曲、伸展、内旋运动。见图 5-29c。

（2）胸大肌的压痛好发部位及评估

胸大肌的压痛在躯干向上肢移行部附近（各纤维集中部）多能被触及。锁骨部纤维在肩关节轻度外展位向后方诱导时伸展，胸肋部纤维在肩关节外展位向水平伸展方向诱导时伸张，因此容易触诊。见图 5-30。

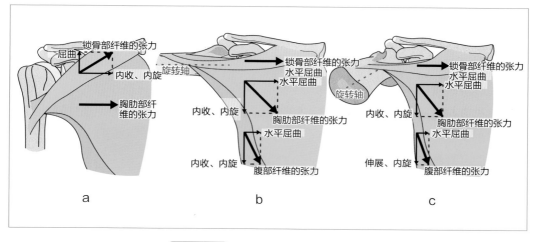

图 5-29   胸大肌对肱骨的作用

a. 第 1 肢位胸大肌的作用。b. 第 2 肢位胸大肌的作用。c. 第 3 肢位胸大肌的作用

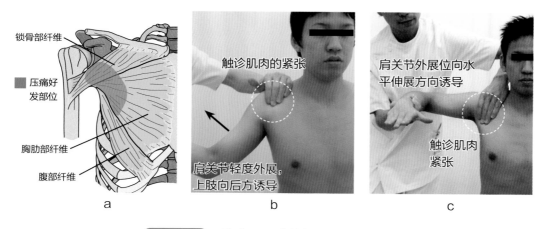

图 5-30   胸大肌压痛的好发部位及评估

a. 胸大肌的压痛多在各纤维集中的肩关节前部附近被触及，同时由于肌肉的硬度高，压痛明显。b. 锁骨部纤维的压痛评估，由于在肩关节轻度外展上肢向后方诱导时锁骨部纤维紧张，容易确认压痛部位。c. 胸肋部纤维的压痛评估，由于在肩关节外展位向水平伸展方向诱导时胸肋部纤维紧张，容易确认压痛部位

（3）胸大肌的牵伸试验

评估体位为仰卧位。患者自己最大限度扩胸，使胸椎处于伸展位并固定胸廓，颈椎不要过度屈曲。

锁骨部纤维的牵伸试验，以肩关节外展 40°、内外旋中立位为开始肢位。在此状态下向后方拉上肢，若向后方伸展不到 20°，可怀疑是锁骨部纤维的伸展性降低。见图 5-31a。

胸肋部纤维的牵伸试验，以肩关节外展 90°、内外旋中立位为开始肢位。在此状态使肩关节水平外展，若水平外展不足 20°，可怀疑胸肋部纤维的伸展性降低。见图 5-31b。

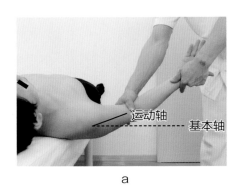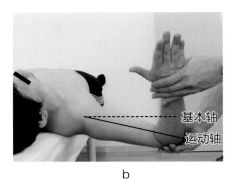

图 5-31　胸大肌的牵伸试验

a. 锁骨部纤维的牵伸试验。b. 胸肋部纤维的牵伸试验

5.2.9　肱二头肌

（1）肱二头肌的功能解剖

肱二头肌长头起始于肩胛骨的盂上结节到上方关节唇上面。上方关节唇与关节软骨结合不紧密，关节盂边缘与上方关节唇的结合是松散的。另外，肱二头肌长头肌腱和上方关节唇的结合部具有可动性，有助于盂肱关节的稳定。因此，由于肱二头肌长头的张力，上方关节唇覆盖肱骨头似的抬起，限制了肱骨头的上方移位。Itoi 等的研究显示，肩关节外展 90°、外旋 90° 时，对肱二头肌长头施加张力，可明显起到限制肱骨头向前方移动的作用。肱二头肌短头与喙肱肌形成共同腱，附着于喙突上。肱二头肌在各肢位对肱骨的作用几乎是一样的。第 1 肢位作用于肩关节的屈曲运动（图 5-32a）。第 2 肢位作用于肩关节的水平伸展运动（图 5-32b）。第 3 肢位下，肱二头肌整体松弛，没有特殊的作用（图 5-32c）。

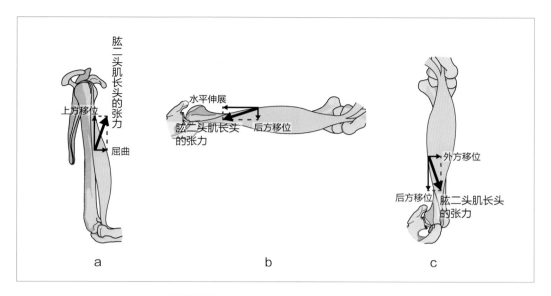

图中文字（a）：肱二头肌长头的张力、上方移位、屈曲

图中文字（b）：水平伸展、肱二头肌长头的张力、后方移位

图中文字（c）：外方移位、后方移位、肱二头肌长头的张力

图 5-32　肱二头肌长头对肱骨的作用

a. 第 1 肢位下肱二头肌长头的作用。b. 第 2 肢位下肱二头肌长头的作用。c. 第 3 肢位下肱二头肌长头的作用

（2）肱二头肌的压痛好发部位及评估

肱二头肌的压痛部位多在肌腱处。肱二头肌长头多能在结节间沟及其附近的肱骨头被触及。需要记住肱骨头水平，肱二头肌长头肌腱被包绕，对于这个部位，不仅是肱二头肌长头肌腱的压痛，肱二头肌长头肌腱周围的压痛也能同时被触及。肱二头肌短头多在与喙肱肌的共同腱处被触及，喙突附着部是重要的压痛点。见图 5-33。

（3）肱二头肌的牵伸试验

评估体位为坐位，固定肩胛骨。

肱二头肌长头的牵伸试验，以上臂下垂、肘关节伸展、前臂内旋为开始肢位，固定肩胛骨。在此肢位使肩关节伸展，若伸展达不到 30°，可怀疑为肱二头肌长头的伸展性降低。见图 5-34a。

肱二头肌短头的牵伸试验，以肩关节外展 20°、肘关节伸展位为开始肢位，固定肩胛骨。在此肢位向后方诱导上肢，若向后方诱导的伸展角度达不到 30°，可怀疑为肱二头肌短头的伸展性降低。见图 5-34b。

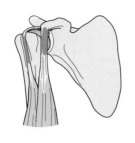
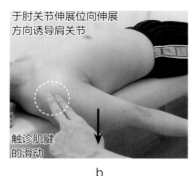
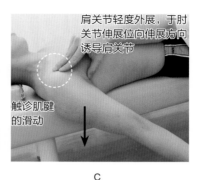

■ 压痛好发部位

a   b   c

于肘关节伸展位向伸展方向诱导肩关节

触诊肌腱的滑动

肩关节轻度外展，于肘关节伸展位向伸展方向诱导肩关节

触诊肌腱的滑动

图 5-33   肱二头肌压痛的好发部位及评估

    a.若有结节间沟水平压痛，可以考虑只有肱二头肌长头肌腱的压痛。若有肱骨头水平的压痛，由于肱二头肌长头肌腱以外的组织也混在其中，需要注意鉴别。肱二头肌短头多在喙突附着部可触及。b.肱二头肌长头压痛的评估，于肘关节伸展位向伸展方向诱导肩关节，触诊结节间沟部，能触及从头向尾方向走行的肌腱。因此，可确认压痛。c.肱二头肌短头压痛的评估，肩关节轻度外展，于肘关节伸展位，向伸展方向诱导肩关节，触诊喙突，能触及共同腱。肱二头肌短头在表层，因此可确认压痛

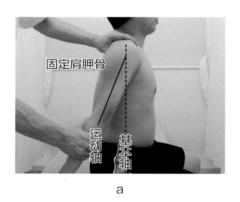
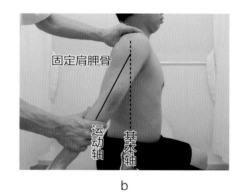

固定肩胛骨   固定肩胛骨

运动轴   基本轴   运动轴   基本轴

a   b

图 5-34   肱二头肌的牵伸试验

    a.肱二头肌长头的牵伸试验。b.肱二头肌短头的牵伸试验

5.2.10   喙肱肌

（1）喙肱肌的功能解剖

    喙肱肌和肩胛下肌之间有喙突下滑囊，可减轻两者的摩擦。对于主诉存在肩关节前部痛的病例，有必要考虑是喙突下滑囊炎。肩关节于外展位或第2肢位时，由于喙肱肌从前方挤压肩胛下肌，故可认为其有助于起到稳定肱骨头的作用（图5-35）。

    喙肱肌在各肢位对肱骨的作用如下。

第1肢位：作用于肩关节的屈曲运动（图5-36a）。

第2肢位：作用于肩关节的水平屈曲运动（图5-36b）。

第3肢位：由于喙肱肌整体松弛，稍稍作用于肩关节的水平屈曲运动（图5-36c）。

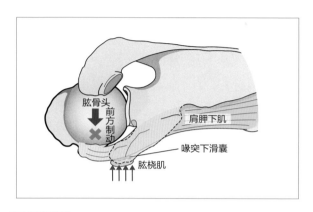

图 5-35　喙肱肌对肱骨头前方移位的制动效果

肩关节于外展位或第2肢位时，喙肱肌张力高，起到从前方挤压肩胛下肌的作用，结果是同时使肩胛下肌的肌张力增高。因此，喙肱肌可二次制动肱骨头的前方移位

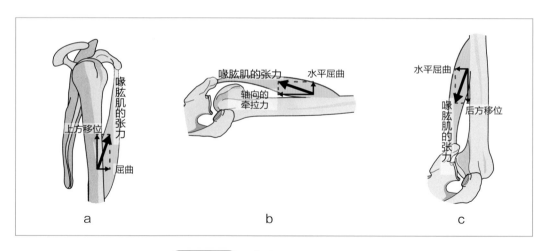

图 5-36　喙肱肌对肱骨的作用

a. 第1肢位下喙肱肌的作用。b. 第2肢位下喙肱肌的作用。c. 第3肢位下喙肱肌的作用

（2）喙肱肌的压痛好发部位及评估

喙肱肌的压痛，多在喙突附着部和肌腹中央部肌皮神经通过的区域能被触及（图5-37）。

（3）喙肱肌的牵伸试验

评估体位为仰卧位。

喙肱肌的牵伸试验，以肩关节外展80°、内旋45°为开始肢位，固定肩胛骨。在此状态下使肩关节水平外展，若水平外展达不到30°，可怀疑喙肱肌的伸展性降低。见图5-38。

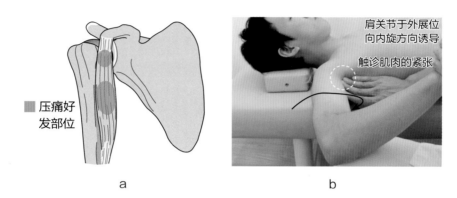

a   b

图5-37 喙肱肌压痛的好发部位及评估

a.喙肱肌的压痛，多在喙突附着部和肌腹中央部肌皮神经通过的区域被触及。另外，喙突下压痛也比较多见。b.喙肱肌压痛的评估，触诊喙肱肌和肱二头肌短头的共同腱的内侧，肩关节于外展位向内旋方向诱导，由于肌紧张，压痛部位容易被确认

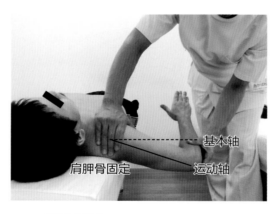

图5-38 喙肱肌的牵伸试验

5.2.11 肱三头肌长头

（1）肱三头肌长头的功能解剖

对于投球障碍肩，特别是存在疼痛的病例，引发功能障碍的原因之一是 Bennet

骨刺（盂下结节附近的骨刺），这基本上是由后下方软组织的挛缩引起的。杉本指出骨刺向远端延伸的情况可能与肱三头肌的牵拉力有关。

另外，若存在肱三头肌长头短缩，肩关节外展时会产生使肱骨头向上移位的力（图 5-39）。

在肱三头肌长头各肢位对肱骨的作用如下。

第 1 肢位：作用于肩关节的伸展（图 5-40a）。

第 2 肢位：作用于肩关节的水平伸展（图 5-40b）。

第 3 肢位：作用于肩关节的伸展（图 5-40c）。

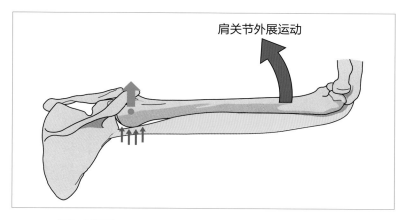

图 5-39　肱三头肌长头短缩和肱骨头上方移位

对于肱三头肌长头短缩的病例，随着肩关节的外展肌紧张度增加，产生使肱骨头向上方移位的力

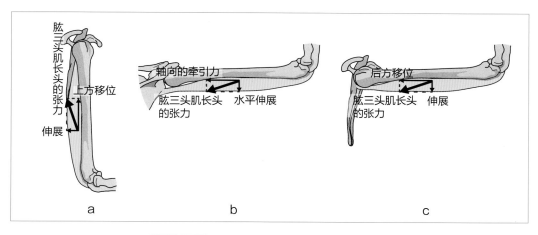

图 5-40　肱三头肌长头对肱骨的作用

a. 第 1 肢位下肱三头肌长头的作用。b. 第 2 肢位下肱三头肌长头的作用。c. 第 3 肢位下肱三头肌长头的作用

肱三头肌的压痛，多在以盂下结节附着部为中心的长头的近端被触及。特别是伴有盂下结节附着部附近肌肉挫伤的投球障碍肩，相同部位的压痛更为明显。见图5-41。

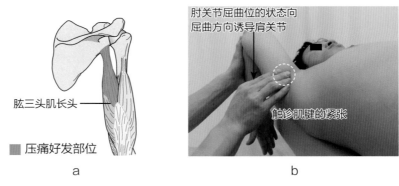

a

b

图 5-41 肱三头肌长头压痛的好发部位及评估

a.肱三头肌长头的压痛，多在外侧角下部附着部和近端被触及。b.肱三头肌长头压痛的评估，触诊肩胛骨外侧角下部，于肘关节屈曲位向屈曲方向诱导肩关节。因此，肌腱的凹凸变得明显，也容易确认压痛部位

（3）肱三头肌长头的牵伸试验

评估体位是仰卧位，固定肩胛骨。

肱三头肌的牵伸试验，以肩关节下垂、肘关节最大屈曲位为开始肢位，肩关节固定。在此状态使肩关节屈曲，若屈曲达不到80°，可怀疑是肱三头肌长头的伸展性降低。见图5-42。

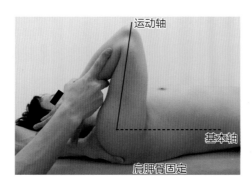

图 5-42 肱三头肌长头的牵伸试验

5.3　运动治疗

对由肌肉因素引起的活动受限的运动治疗有 2 种：①减轻挛缩肌肉肌紧张的放松治疗；②可获得短缩肌肉伸展性的牵伸治疗。这 2 种技术与治疗效果直接相关。由于肌肉本来只是仅能舒张或收缩的组织，因此，在理解肌纤维走行的基础上进行操作是很重要的。下面对放松和牵伸的具体思考方法进行分析。

放松是去除挛缩肌肉的肌紧张。对于放松治疗，通过触诊确认肌紧张和压痛的改善情况是非常重要的。

放松治疗的具体方法：首先分离挛缩肌肉的起点和止点，被动牵伸此肌肉。然后，从伸展位沿着该肌肉的运动方向，在可活动的范围内，以 5%～10% 的强度进行辅助主动运动。有规律地重复此连续动作，直至肌紧张和压痛得到改善为止。这个时候，轻柔地诱导肌肉收缩并使之与运动一致是实施有效放松的技巧。另外，通过触诊确认肌肉的伸展和收缩，以确定该手法是可行的。

牵伸是恢复肌肉的长度。因此，对于牵伸治疗，目的是改善肌肉的伸展性，并通过关节活动度的改善情况判断牵伸治疗的效果，这在临床上是非常重要的。

牵伸治疗的具体方法：首先分离目标肌肉的起点和止点，被动牵伸此肌肉。然后，于伸展位，以 10%～20% 的强度使该肌肉等长收缩，在肌腱移行部施加伸展刺激。之后，切换成辅助主动运动，在关节可活动的范围内诱导肌肉收缩。有规律地重复此连续动作，通过关节活动度的改善情况判断治疗效果。另外，通过触诊确认肌肉的伸展和收缩，以确定该手法是可行的。

两种手法非常相似，牵伸治疗以实施等长收缩给肌肉伸展刺激为特征。肌腱移行部的伸展刺激使 Ib 纤维兴奋，抑制与收缩有关的肌肉的 α 运动神经纤维，这样便更容易获得肌肉的伸展性。临床上，熟练掌握并灵活使用这两种手法是很重要的。

5.3.1 冈上肌

治疗体位为仰卧位。通过评估压痛和肌紧张的情况，明确肌肉挛缩。将患者的上肢放置在治疗者的大腿上，治疗师用一只手对冈上肌进行触诊，另一只手轻轻握持前臂，这是治疗的开始肢位。

冈上肌前部纤维的放松：肩关节被动轻度外旋和内收，能触及冈上肌前部纤维的紧张。然后，辅助肩关节进行内旋和外展（以 5% ~ 10% 的强度），能触及前部纤维的收缩。在关节可活动的范围内诱导肌肉收缩，使肌肉收缩和运动协调一致，这是有效进行放松的技巧。有规律地重复这个连续动作，直至肌肉的紧张和压痛得到改善为止。见图 5-43。

第 5 章 肌肉因素引起的肩关节挛缩

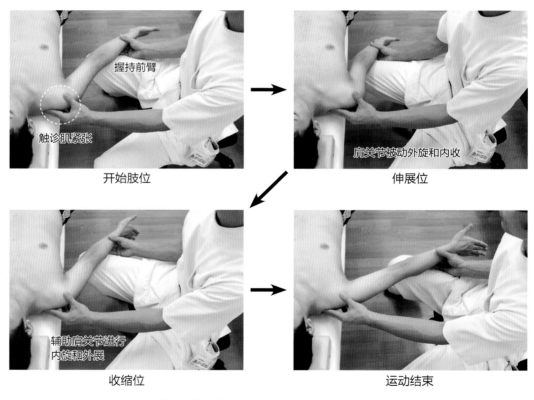

握持前臂

触诊肌紧张

开始肢位

肩关节被动外旋和内收

伸展位

辅助肩关节进行内旋和外展

收缩位

运动结束

图 5-43 冈上肌前部纤维的放松

有规律地重复这个连续动作，直至肌肉的紧张和压痛得到改善为止

冈上肌后部纤维的放松：肩关节被动轻度内旋和内收，能触及冈上肌后部纤维的紧张。然后，辅助肩关节进行外旋和外展（以 5%～10% 的强度），能触及后部纤维的收缩。在关节可以活动的范围内诱导肌肉收缩，使肌肉收缩和运动协调一致，这是有效进行放松的技巧。有规律地重复这个连续动作，直至肌肉的紧张和压痛得到改善为止。见图 5-44。

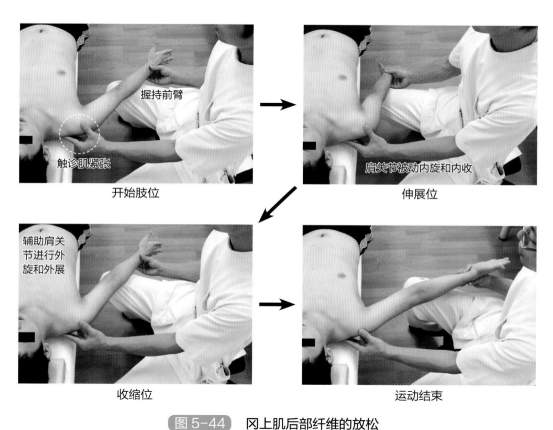

图 5-44 冈上肌后部纤维的放松

有规律地重复这个连续动作，直至肌肉的紧张和压痛得到改善为止

（2）牵伸

治疗体位为仰卧位。将肌肉诱导至伸展位，确认肌肉短缩。治疗师用一只手对冈上肌进行触诊，另一只手握持前臂，这是治疗的开始肢位。

冈上肌前部纤维的牵伸：肩关节于轻度外旋位被动内收，在触及肌紧张增高的同时牵伸冈上肌前部纤维。在适当的伸展肢位，进行肩关节内旋和外展（以 10%～20% 的强度），使肌肉等长收缩，在肌腱移行部施加伸展刺激。然后，转换为辅助主动运动，在关节可活动的范围内诱导肌肉收缩，这是有效进行牵伸的技巧。有规律地重复这个连续动作，直至肌肉得到伸展为止。见图 5-45。

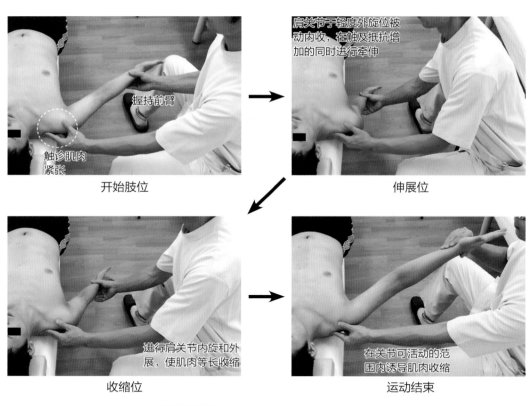

握持前臂

触诊肌肉紧张

开始肢位

肩关节于轻度外旋位被动内收，在触及抵抗增加的同时进行牵伸

伸展位

进行肩关节内旋和外展，使肌肉等长收缩

收缩位

在关节可活动的范围内诱导肌肉收缩

运动结束

图 5-45　冈上肌前部纤维的牵伸

有规律地重复这个连续动作，直至肌肉得到伸展为止

冈上肌后部纤维的牵伸：肩关节于轻度内旋位被动内收，在触及肌紧张增高的同时牵伸冈上肌后部纤维。在适当的伸展肢位，进行肩关节外旋和外展（以 10% ~ 20% 的强度），使肌肉等长收缩，在肌腱移行部施加伸展刺激。然后，转换为辅助主动运动，在关节可活动的范围内诱导肌肉收缩，这是有效进行牵伸的技巧。有规律地重复这个连续动作，直至肌肉得到伸展为止。见图 5-46。

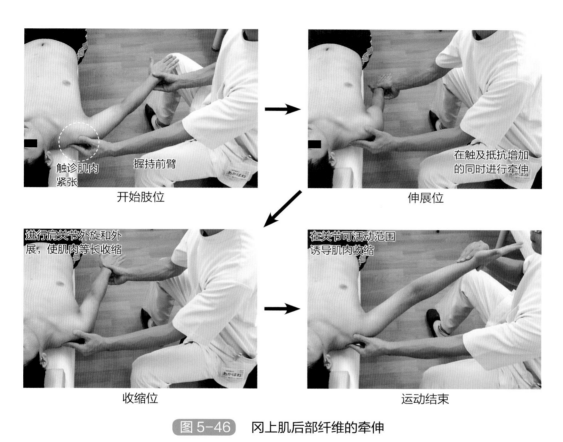

触诊肌肉
紧张　　握持前臂

开始肢位

在触及抵抗增加
的同时进行牵伸

伸展位

进行肩关节外旋和外
展，使肌肉等长收缩

收缩位

在关节可活动范围
诱导肌肉收缩

运动结束

图 5-46　冈上肌后部纤维的牵伸

有规律地重复这个连续动作，直至肌肉得到伸展为止

5.3.2 冈下肌

（1）放松

治疗体位为仰卧位。通过评估压痛和肌紧张的情况，明确肌肉挛缩。将患者的上肢放置在治疗师的大腿上，治疗师用一只手对冈下肌进行触诊，另一只手轻轻握持前臂，这是治疗的开始肢位。

冈下肌上部纤维的放松：肩关节被动轻度伸展、内收、内旋，能触及冈下肌上部纤维的伸展。然后，辅助肩关节进行屈曲、外展、外旋（以 5%～10% 的强度），能触及冈下肌上部纤维的收缩。在关节可活动的范围内诱导肌肉收缩，使肌肉收缩和运动协调一致，这是有效进行放松的技巧。有规律地重复这个连续动作，直至肌肉的紧张和压痛得到改善为止。见图 5-47。

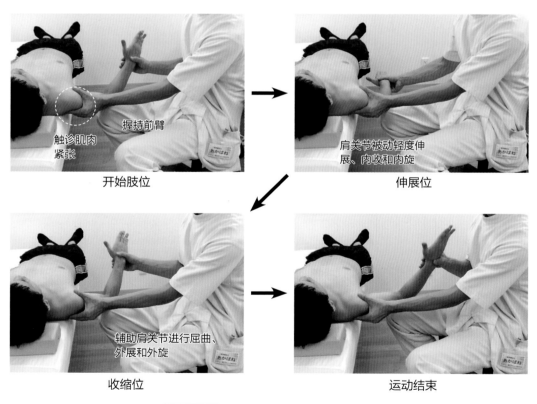

开始肢位

触诊肌肉紧张

握持前臂

肩关节被动轻度伸展、内收和内旋

伸展位

辅助肩关节进行屈曲、外展和外旋

收缩位

运动结束

图 5-47 冈下肌上部纤维的放松

有规律地重复这个连续动作，直至肌肉的紧张和压痛得到改善为止

冈下肌下部纤维的放松：肩关节被动屈曲、外展、内旋，能确及冈下肌下部纤维的伸展。然后，辅助肩关节进行伸展、内收、外旋（以 5% ~ 10% 的强度），能触及伴有冈下肌下部纤维收缩的肌紧张。在关节可活动的范围内诱导肌肉收缩，使肌肉收缩和运动协调一致，这是有效进行放松的技巧。有规律地重复这个连续动作，直至肌肉的紧张和压痛得到改善为止。见图 5-48。

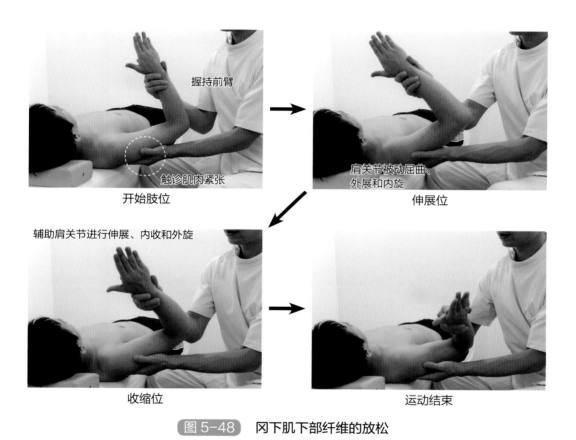

图 5-48　冈下肌下部纤维的放松

有规律地重复这个连续动作，直至肌肉的紧张和压痛得到改善为止

（2）牵伸

　　治疗体位为仰卧位。诱导肌肉到伸展位，确认肌肉短缩。治疗师用一只手对冈下肌进行触诊，另一只手握持患者的前臂，这是治疗的开始肢位。

　　冈下肌上部纤维的牵伸：肩关节被动伸展、内收、内旋，在触及肌紧张增高的同时牵伸冈下肌上部纤维。在适当的伸展肢位，进行肩关节屈曲、外展、外旋（以10%～20%的强度），使肌肉等长收缩，在肌腱移行部施加伸展刺激。然后，转换为辅助主动运动，在关节可活动的范围内诱导肌肉收缩，这是有效进行牵伸的技巧。有规律地重复这个连续动作，直至肌肉得到伸展为止。见图5-49。

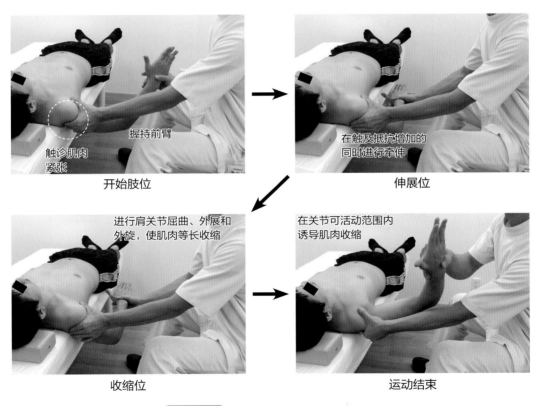

握持前臂

触诊肌肉
紧张

开始肢位

在触及抵抗增加的
同时进行牵伸

伸展位

进行肩关节屈曲、外展和
外旋，使肌肉等长收缩

收缩位

在关节可活动范围内
诱导肌肉收缩

运动结束

图5-49　冈下肌上部纤维的牵伸

有规律地重复这个连续动作，直至肌肉得到伸展为止

冈下肌下部纤维的牵伸：肩关节被动屈曲、外展、内旋，在触及肌紧张增高的同时牵伸冈下肌下部纤维。在适当的伸展肢位，进行肩关节伸展、内收、外旋（以10%～20%的强度），使肌肉等长收缩，在肌腱移行部施加伸展刺激。然后，转换为辅助主动运动，在关节可活动范围内诱导肌肉收缩，这是有效进行牵伸的技巧。有规律地重复这个连续动作，直至肌肉得到伸展为止。见图5-50。

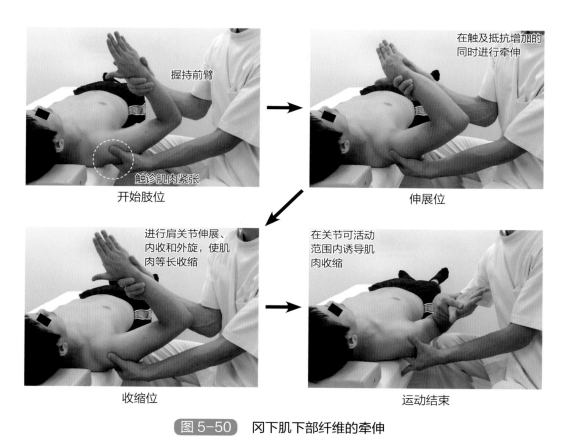

图 5-50　冈下肌下部纤维的牵伸

有规律地重复这个连续动作，直至肌肉得到伸展为止

5.3.3 小圆肌

（1）放松

治疗体位为仰卧位。通过评估压痛和肌紧张的情况，明确肌肉挛缩。治疗师用一只手握持患者的上肢，对小圆肌进行触诊，另一只手轻轻握持前臂，这是治疗的开始肢位。

小圆肌的放松：肩关节被动屈曲和内旋，能触及小圆肌的伸展。然后，辅助肩关节进行伸展、外旋（以 5% ~ 10% 的强度），能触及肌肉收缩。在关节可活动的范围内诱导肌肉收缩，使肌肉收缩和运动协调一致，这是有效进行放松的技巧。有规律地重复这个连续动作，直至肌肉的紧张和压痛得到改善为止。见图 5-51。

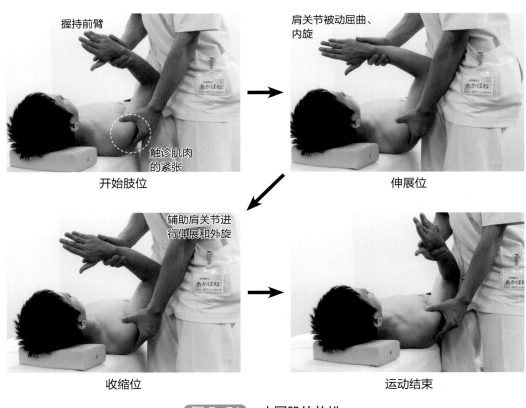

图 5-51　小圆肌的放松

有规律地重复这个连续的动作，直至肌肉的紧张和压痛得到改善为止

（2）牵伸

治疗体位为仰卧位。诱导肌肉到伸展位，确认肌肉短缩。治疗师用一只手对冈下肌进行触诊，另一只手握持患者的前臂，这是治疗的开始肢位。

小圆肌的牵伸：肩关节被动屈曲、内旋，在触及小圆肌伸展肌紧张增高的同时牵伸小圆肌。在适当的伸展肢位进行肩关节伸展、外旋（以 10% ~ 20% 的强度），使肌肉等长收缩，在肌腱移行部施加伸展刺激。然后，转换为辅助主动运动，在关节可活动范围内诱导肌肉收缩，这是有效进行牵伸的技巧。有规律地重复这个连续动作，直至肌肉得到伸展为止。见图 5-52。

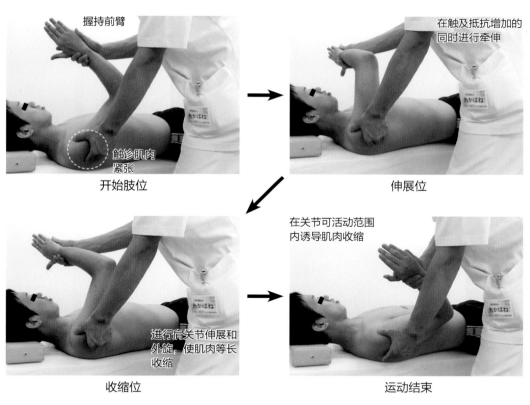

握持前臂

触诊肌肉紧张

开始肢位

在触及抵抗增加的同时进行牵伸

伸展位

进行肩关节伸展和外旋，使肌肉等长收缩

收缩位

在关节可活动范围内诱导肌肉收缩

运动结束

图 5-52　小圆肌的牵伸

有规律地重复这个连续动作，直至肌肉得到伸展为止

5.3.4　肩胛下肌

（1）放松

治疗体位为仰卧位。通过评估压痛和肌紧张的情况，明确肌肉挛缩。将患者的上肢放在治疗师的大腿上，治疗师用一只手对肩胛下肌进行触诊，另一只手轻轻握持前臂，这是治疗的开始肢位。

肩胛下肌上部纤维的放松：肩关节于轻度伸展位被动内收和外旋，能触及上部纤维的伸展。然后，辅助肩关节进行屈曲、外展、内旋（以 5%～10% 的强度），能触及肩胛下肌上部纤维的收缩。在关节可活动的范围内诱导肌肉收缩，使肌肉收缩和运动协调一致，这是有效进行放松的技巧。有规律地重复这一连续动作，直至肌肉的紧张和压痛得到改善为止。见图 5-53。

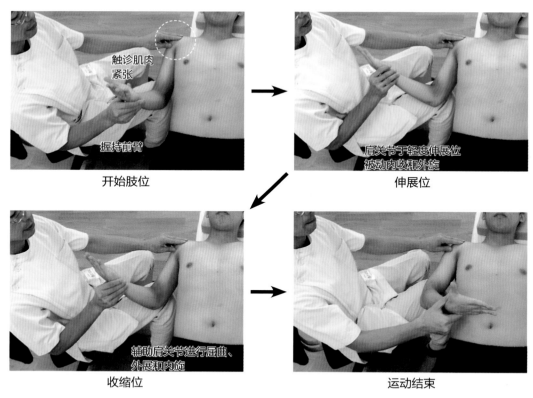

触诊肌肉紧张

握持前臂

开始肢位

肩关节于轻度伸展位被动内收和外旋

伸展位

辅助肩关节进行屈曲、外展和内旋

收缩位

运动结束

图 5-53　肩胛下肌上部纤维的放松

有规律地重复这一连续动作，直至肌肉的紧张和压痛得到改善为止

肩胛下肌下部纤维的放松：肩关节被动外展和外旋，能触及下部纤维的伸展。然后，辅助肩关节进行内收和内旋（以 5% ~ 10% 的强度），能触及肌肉收缩。在关节可活动的范围内诱导肌肉收缩，使肌肉收缩和运动协调一致，这是进行放松的技巧。有规律地重复这一连续动作，直至肌肉的紧张和压痛得到改善为止。见图 5-54。

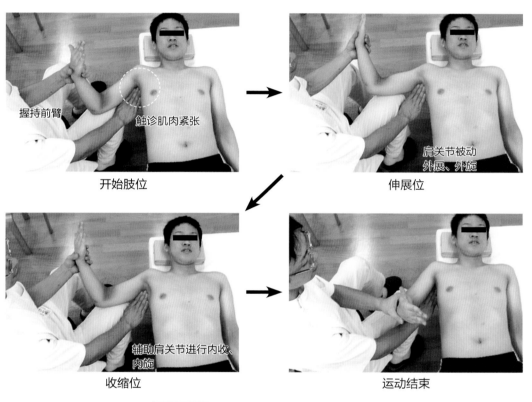

握持前臂

触诊肌肉紧张

开始肢位

肩关节被动外展、外旋

伸展位

辅助肩关节进行内收、内旋

收缩位

运动结束

图 5-54　肩胛下肌下部纤维的放松

有规律地重复这一连续动作，直至肌肉的紧张和压痛得到改善为止

（2）牵伸

治疗体位为仰卧位。诱导肌肉到伸展位，确认肌肉短缩。治疗师用一只手对肩胛下肌进行触诊，另一只手握持患者的前臂，这是治疗的开始肢位。

肩胛下肌上部纤维的牵伸：在肩关节于轻度伸展位被动内收和外旋，在触及肌紧张增高的同时牵伸肩胛下肌上部纤维。在适当的伸展肢位，进行肩关节屈曲、外展和内旋（以 10%～20% 的强度），使肌肉等长收缩，在肌腱移行部施加伸展刺激。然后，转换为辅助主动运动，在关节可活动范围内诱导肌肉收缩，这是有效进行牵伸的技巧。有规律地重复这一连续动作，直至肌肉得到伸展为止。见图 5-55。

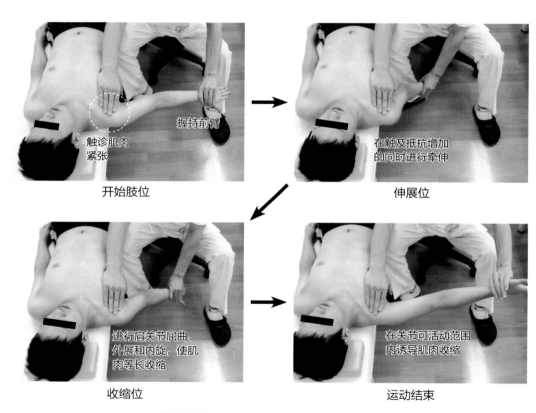

触诊肌肉紧张　握持前臂　开始肢位

在触及抵抗增加的同时进行牵伸　伸展位

进行肩关节屈曲、外展和内旋，使肌肉等长收缩　收缩位

在关节可活动范围内诱导肌肉收缩　运动结束

图 5-55　肩胛下肌上部纤维的牵伸

有规律地重复这一连续动作，直至肌肉得到伸展为止

肩胛下肌下部纤维的牵伸：使肩关节被动外展、外旋，在触及肌紧张增高的同时牵伸肩胛下肌下部纤维。在适当的伸展肢位，进行肩关节内收和内旋（以 10%～20% 的强度），使肌肉等长收缩，在肌腱结合部施加伸展刺激。然后，转换为辅助主动运动，在关节可活动的范围内诱导肌肉收缩，这是有效进行牵伸的技巧。有规律地重复这一连续动作，直至肌肉得到伸展为止。见图 5-56。

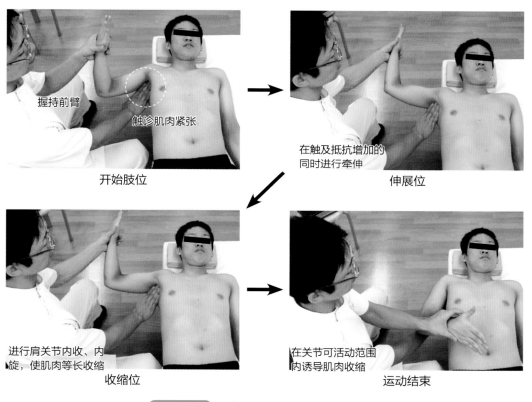

握持前臂

触诊肌肉紧张

开始肢位

在触及抵抗增加的同时进行牵伸

伸展位

进行肩关节内收、内旋，使肌肉等长收缩

收缩位

在关节可活动范围内诱导肌肉收缩

运动结束

图 5-56 肩胛下肌下部纤维的牵伸

有规律地重复这一连续动作，直至肌肉得到伸展为止

5.3.5　大圆肌

（1）放松

治疗体位为仰卧位。通过评估压痛和肌紧张的情况，明确肌肉挛缩。将患者的上肢放在治疗师的大腿上，治疗师用一只手对大圆肌进行触诊，另一只手轻轻握持前臂，这是治疗的开始肢位。

大圆肌的放松：肩关节被动屈曲和外旋，能触及大圆肌的伸展。然后，辅助肩关节进行伸展、内旋（以 5% ~ 10% 的强度），能触及大圆肌的收缩。在关节可活动的范围内诱导肌肉收缩，使肌肉收缩和运动协调一致，这是有效进行放松的技巧。有规律地重复这一连续动作，直至肌肉的紧张和压痛得到改善为止。见图 5-57。

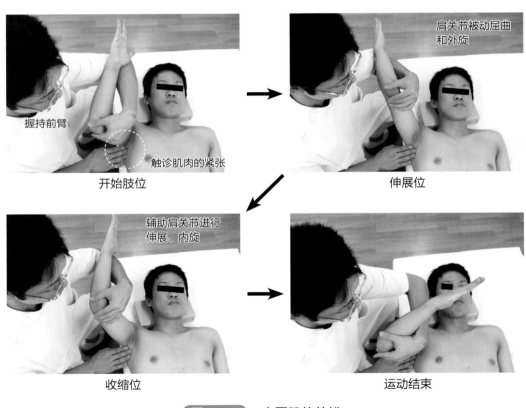

图 5-57　大圆肌的放松

有规律地重复这一连续动作，直至肌肉的紧张和压痛得到改善为止

（2）牵伸

治疗体位为仰卧位。诱导肌肉到伸展位，确认肌肉短缩。治疗师用一只手对大圆肌进行触诊，另一只手握持患者的前臂，这是治疗的开始肢位。

大圆肌的牵伸：肩关节被动屈曲和外旋，在触及肌紧张增高的同时牵伸大圆肌。在此肢位，进行肩关节伸展和内旋（以 10%～20% 的强度），使肌肉等长收缩，在肌腱结合部施加牵伸刺激。然后，转换为辅助主动运动，在关节可活动的范围内诱导肌肉收缩，这是有效进行牵伸的技巧。有规律地重复这一连续动作，直至肌肉得到伸展为止。见图 5-58。

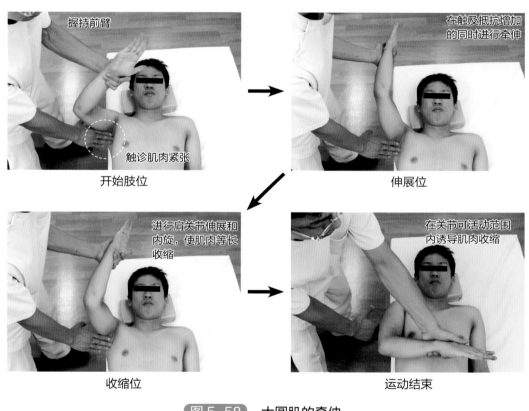

图 5-58　大圆肌的牵伸

有规律地重复这一连续动作，直至肌肉得到伸展为止

5.3.6 背阔肌

（1）放松

治疗体位为侧卧位。通过评估压痛和肌紧张的情况，明确肌肉挛缩。治疗师用一只手对背阔肌进行触诊，另一只手轻轻握持前臂，这是治疗的开始肢位。

背阔肌的放松：肩关节被动屈曲和外旋，能触及背阔肌的伸展。然后，辅助肩关节进行伸展、内旋（以 5% ~ 10% 的强度），能触及背阔肌的收缩。在关节可活动的范围内诱导肌肉收缩，使肌肉收缩和运动协调一致，这是有效进行放松的技巧。有规律地重复这一连续动作，直至肌肉的紧张和压痛得到改善为止。见图 5-59。

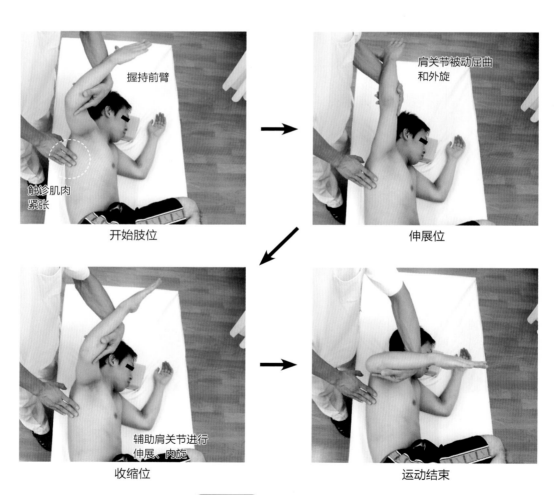

图 5-59　背阔肌的放松

有规律地重复这一连续动作，直至肌肉的紧张和压痛得到改善为止

（2）牵伸

治疗体位为侧卧位。诱导肌肉到伸展位，确认肌肉短缩。治疗师用一只手对背阔肌进行触诊，另一只手握持患者的前臂，这是治疗的开始肢位。

背阔肌的牵伸：肩关节被动屈曲和外旋，在触及肌紧张增高的同时牵伸背阔肌。在适当的伸展肢位，进行肩关节伸展和内旋（以 10%～20% 的强度），使肌肉等长收缩，在肌腱结合部施加牵伸刺激。然后，转换为辅助主动运动，在关节可活动的范围内诱导肌肉收缩，这是有效进行牵伸的技巧。有规律地重复这一连续动作，直至肌肉得到伸展为止。见图 5-60。

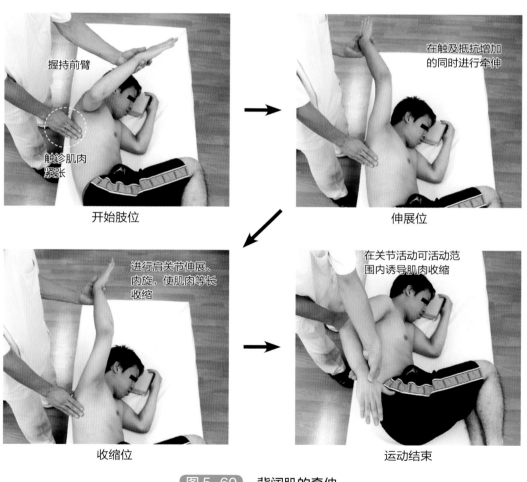

握持前臂

触诊肌肉紧张

开始肢位

在触及抵抗增加的同时进行牵伸

伸展位

进行肩关节伸展、内旋，使肌肉等长收缩

收缩位

在关节活动可活动范围内诱导肌肉收缩

运动结束

图 5-60　背阔肌的牵伸

有规律地重复这一连续动作，直至肌肉得到伸展为止

5.3.7 三角肌

（1）放松

治疗体位为仰卧位。通过评估压痛和肌紧张的情况，明确肌肉挛缩。治疗师用一只手对三角肌进行触诊，另一只手轻轻握持前臂，这是治疗的开始肢位。

三角肌前部纤维的放松：肩关节于轻度外展位被动伸展和外旋，能触及前部纤维的伸展。然后，辅助肩关节进行内收、屈曲、内旋（以 5% ~ 10% 的强度），能触及三角肌前部纤维的收缩。在关节可活动的范围内诱导肌肉收缩，使肌肉收缩和运动协调一致，这是有效进行放松的技巧。有规律地重复这一连续动作，直至肌肉的紧张和压痛得到改善为止。见图 5-61。

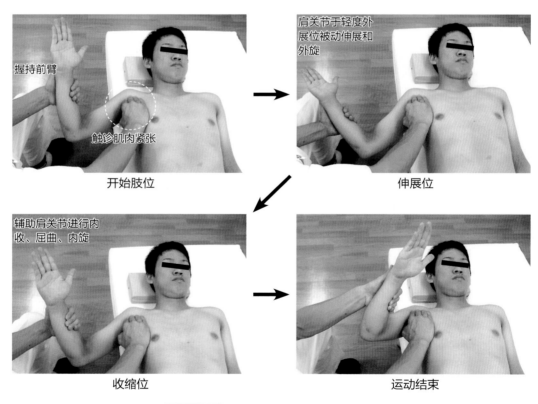

图 5-61　三角肌前部纤维的放松

有规律地重复这一连续动作，直至肌肉的紧张和压痛得到改善为止

三角肌中部纤维前部的放松：肩关节于轻度伸展位被动内收，能触及三角肌中部纤维前部的伸展。然后，辅助肩关节进行屈曲、外展（以 5%～10% 的强度），能触及三角肌中部纤维前部的收缩。在关节可活动的范围内诱导肌肉收缩，使肌肉收缩和运动协调一致，这是有效进行放松的技巧。有规律地重复这一连续动作，直至肌肉的紧张和压痛得到改善为止。见图 5-62。

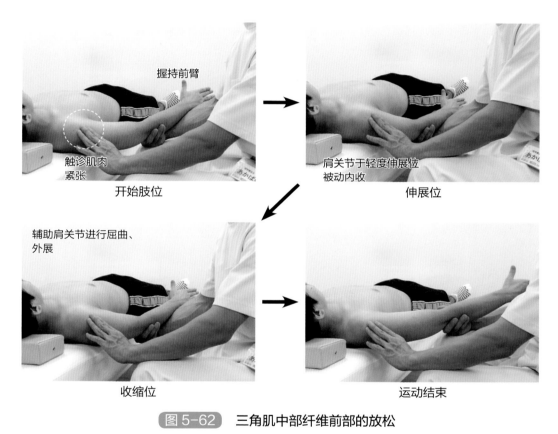

图 5-62　三角肌中部纤维前部的放松

有规律地重复这一连续动作，直至肌肉的紧张和压痛得到改善为止

三角肌中部纤维后部的放松：肩关节于轻度屈曲位被动内收，能触及三角肌中部纤维后部的伸展。然后，辅助肩关节进行伸展、外展（以 5%～10% 的强度），能触及三角肌中部纤维后部收缩。在关节可活动的范围内诱导肌肉收缩，使肌肉收缩和运动协调一致，这是有效进行放松的技巧。有规律地重复这一连续动作，直至肌肉的紧张和压痛得到改善为止。见图 5-63。

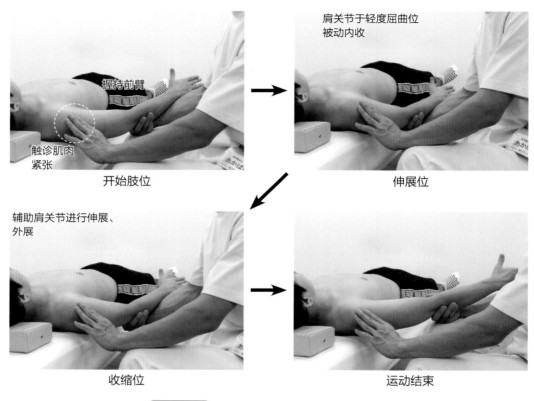

开始肢位

伸展位

收缩位

运动结束

图 5-63　三角肌中部纤维后部的放松

有规律地重复这一连续动作，直至肌肉的紧张和压痛得到改善为止

三角肌后部纤维的放松：肩关节于90°屈曲位稍屈曲的同时进行被动水平内收，能触及三角肌后部纤维的伸展。然后，辅助肩关节进伸展、水平外展（以5%~10%的强度），能触及三角肌后部纤维的收缩。在关节可活动的范围内诱导肌肉收缩，使肌肉收缩和运动协调一致，这是有效进行放松的技巧。有规律地重复这一连续动作，直至肌肉的紧张和压痛得到改善为止。见图5-64。

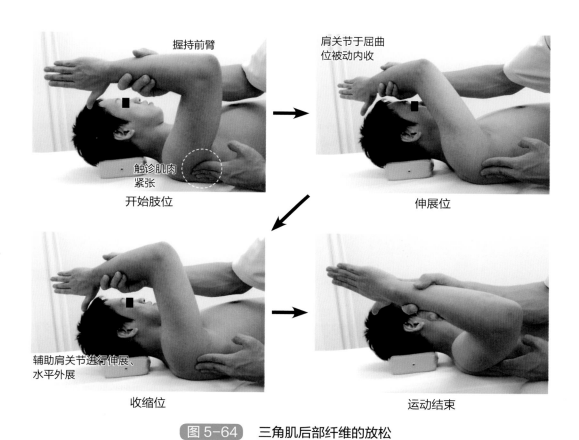

握持前臂

肩关节于屈曲位被动内收

触诊肌肉紧张

开始肢位

伸展位

辅助肩关节进行伸展、水平外展

收缩位

运动结束

图 5-64　三角肌后部纤维的放松

有规律地重复这一连续动作，直至肌肉的紧张和压痛得到改善为止

（2）牵伸

　　治疗体位为仰卧位。诱导肌肉到伸展位，确认肌肉的短缩。治疗师用一只手对三角肌进行触诊，另一只手握持患者的前臂，这是治疗的开始肢位。

　　三角肌前部纤维的牵伸：肩关节于轻度外展位被动伸展和外旋，在触及肌紧张增高的同时牵伸三角肌前部纤维。在适当的伸展肢位，进行肩关节屈曲、内收和内旋（以 10%～20% 的强度），使肌肉等长收缩，在肌腱结合部施加牵伸刺激。然后，转换为辅助主动运动，在关节可活动的范围内诱导肌肉收缩，这是有效进行牵伸的技巧。有规律地重复这一连续动作，直至肌肉得到的伸展为止。见图 5-65。

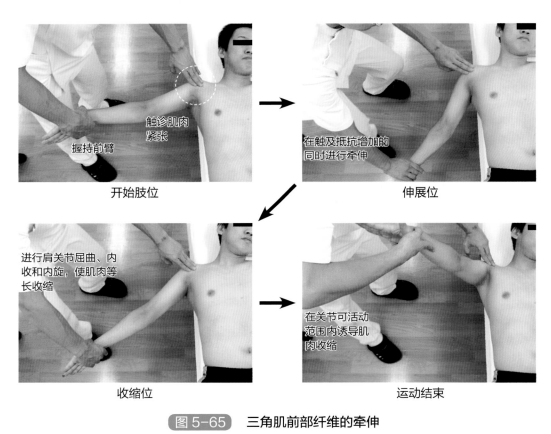

图 5-65　三角肌前部纤维的牵伸

有规律地重复这一连续动作，直至肌肉得到伸展为止

三角肌中部纤维前部的牵伸：肩关节于轻度伸展位被动内收，在触及肌紧张增高的同时牵伸三角肌中部纤维前部。在适当的伸展肢位，进行肩关节屈曲、外展（以10%~20%的强度），使肌肉等长收缩，在肌腱结合部施加牵伸刺激。然后，转换为辅助主动运动，在关节可活动的范围内诱导肌肉收缩，这是有效进行牵伸的技巧。有规律地重复这一连续动作，直至肌肉得到伸展为止。见图5-66。

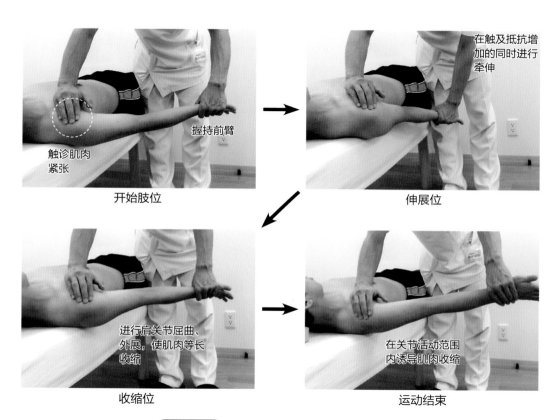

握持前臂

触诊肌肉
紧张

开始肢位

在触及抵抗增
加的同时进行
牵伸

伸展位

进行肩关节屈曲、
外展，使肌肉等长
收缩

收缩位

在关节活动范围
内诱导肌肉收缩

运动结束

图 5-66　三角肌中部纤维前部的牵伸

有规律地重复这一连续动作，直至肌肉得到伸展为止

三角肌中部纤维后部的牵伸：肩关节于轻度屈曲位被动内收，在触及肌紧张增高的同时牵伸三角肌中部纤维后部。在此肢位，进行肩关节伸展、外展（以 10%～20% 的强度），使肌肉等长收缩，在肌腱结合部施加牵伸刺激。然后，转换为辅助主动运动，在关节可活动的范围内诱导肌肉收缩，这是有效进行牵伸的技巧。有规律地重复这一连续动作，直至肌肉得到伸展为止。见图 5-67。

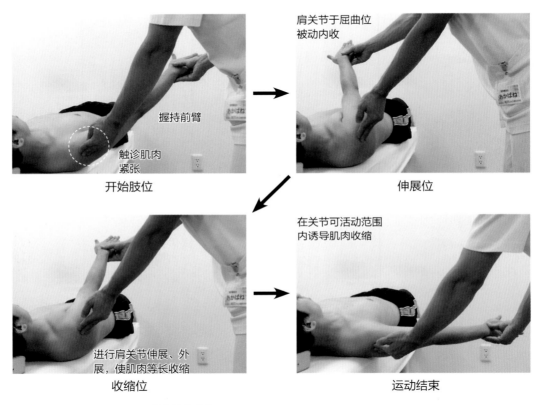

握持前臂

触诊肌肉紧张

开始肢位

肩关节于屈曲位被动内收

伸展位

进行肩关节伸展、外展，使肌肉等长收缩

收缩位

在关节可活动范围内诱导肌肉收缩

运动结束

图 5-67　三角肌中部纤维后部的牵伸

有规律地重复这一连续动作，直至肌肉得到伸展为止

三角肌后部纤维的牵伸：肩关节于屈曲位被动水平屈曲，在触及肌紧张增高的同时牵伸三角肌后部纤维。在适当的伸展肢位，进行肩关节伸展、水平外展（以10%～20% 的强度），使肌肉等长收缩，在肌腱结合部施加牵伸刺激。然后，转换为辅助主动运动，在关节可活动的范围内诱导肌肉收缩，这是有效进行牵伸的技巧。有规律地重复这一连续动作，直至肌肉得到伸展为止。见图 5-68。

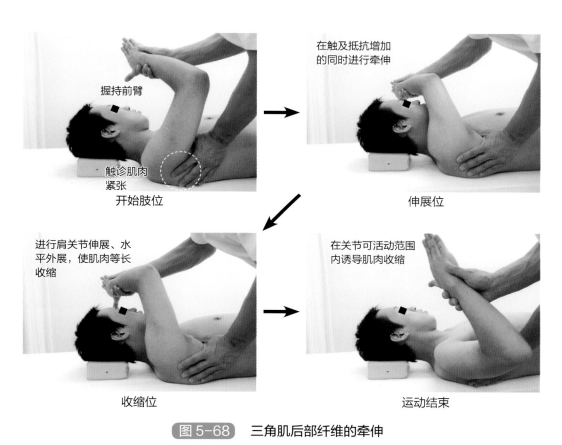

握持前臂

触诊肌肉
紧张
开始肢位

在触及抵抗增加
的同时进行牵伸

伸展位

进行肩关节伸展、水
平外展，使肌肉等长
收缩

收缩位

在关节可活动范围
内诱导肌肉收缩

运动结束

　图 5-68　三角肌后部纤维的牵伸

有规律地重复这一连续动作，直至肌肉得到伸展为止

5.3.8 胸大肌

治疗体位为仰卧位。通过评估压痛和肌紧张的情况，明确肌肉挛缩。治疗师用一只手对胸大肌进行触诊，另一只手轻轻握持前臂，这是治疗的开始肢位。

胸大肌锁骨部纤维的放松：肩关节于轻度外展位被动伸展和外旋，能触及胸大肌锁骨部纤维的伸展。然后，辅助肩关节进行屈曲、内收、内旋（以 5%～10% 的强度），能触及锁骨部纤维的收缩。在关节可活动的范围内诱导肌肉收缩，使肌肉收缩和运动协调一致，这是有效进行放松的技巧。有规律地重复这一连续动作，直至肌肉的紧张和压痛得到改善为止。见图 5-69。

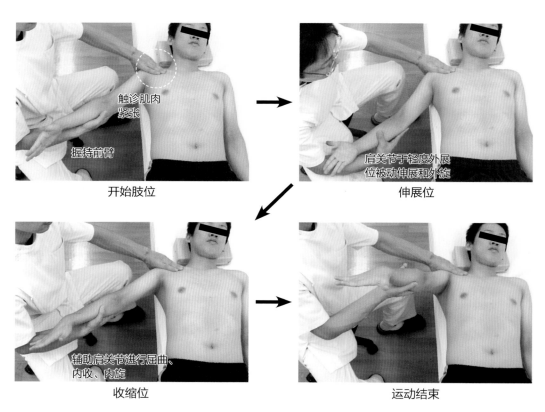

图 5-69 胸大肌锁骨部纤维的放松

有规律地重复这一连续动作，直至肌肉的紧张和压痛得到改善为止

第 5 章 肌肉因素引起的肩关节挛缩

136

胸大肌胸肋部纤维的放松：肩关节于外展位被动水平外展和外旋，能触及胸大肌胸肋部纤维的伸展。然后，辅助肩关节进行水平内收、内旋（以 5%～10% 的强度），能触及胸肋部纤维的收缩。在关节可活动的范围内诱导肌肉收缩，使肌肉收缩和运动协调一致，这是有效进行放松的技巧。有规律地重复这一连续动作，直至肌肉的紧张和压痛得到改善为止。见图 5-70。

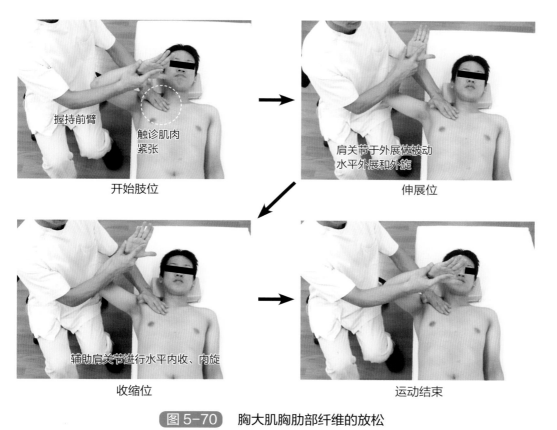

握持前臂

触诊肌肉
紧张

开始肢位

肩关节于外展位被动
水平外展和外旋

伸展位

辅助肩关节进行水平内收、内旋

收缩位

运动结束

图 5-70　胸大肌胸肋部纤维的放松

有规律地重复这一连续动作，直至肌肉的紧张和压痛得到改善为止

（2）牵伸

治疗体位为仰卧位。诱导肌肉到伸展位，确认肌肉短缩。治疗师用一只手对胸大肌进行触诊，另一只手握持患者的前臂，这是治疗的开始肢位。

胸大肌锁骨部纤维的牵伸：肩关节于轻度外展位被动伸展和外旋，在触及肌紧张增高的同时牵伸胸大肌锁骨部纤维。在适当的伸展肢位，进行肩关节屈曲、内收和内旋（以 10%～20% 的强度），使肌肉等长收缩，在肌腱结合部施加牵伸刺激。然后，转换为辅助主动运动，在关节可活动的范围内诱导肌肉收缩，这是有效进行牵伸的技巧。有规律地重复这一连续动作，直至肌肉得到伸展为止。见图 5-71。

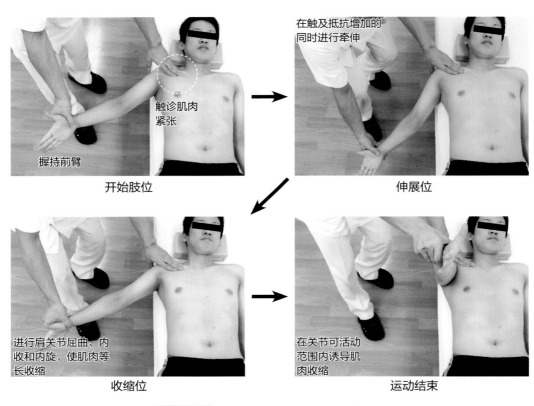

图 5-71　胸大肌锁骨部纤维的牵伸

有规律地重复这一连续动作，直至肌肉得到伸展为止

胸大肌胸肋部纤维的牵伸：肩关节于外展位被动水平伸展和外旋，在触及肌紧张增高的同时牵伸胸肋部纤维。在适当的伸展肢位，辅助肩关节进行水平屈曲和内旋（以 10% ~ 20% 的强度），使肌肉等长收缩，在肌腱结合部施加牵伸刺激。然后，转换为辅助主动运动，在肌肉可活动的范围内诱导肌肉收缩，这是有效进行牵伸的技巧。有规律地重复这一连续动作，直至肌肉得到伸展为止。见图 5-72。

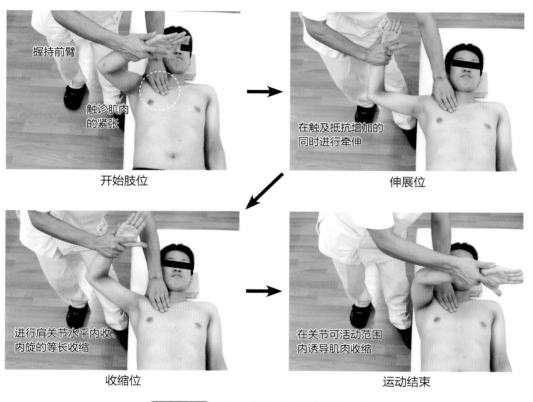

握持前臂

触诊肌肉
的紧张

开始肢位

在触及抵抗增加的
同时进行牵伸

伸展位

进行肩关节水平内收、
内旋的等长收缩

收缩位

在关节可活动范围
内诱导肌肉收缩

运动结束

图 5-72　胸大肌胸肋部纤维的牵伸

有规律地重复这一连续动作，直至肌肉得到伸展为止

5.3.9　肱二头肌

（1）放松

治疗体位为仰卧位。通过评估压痛和肌紧张的情况，明确肌肉挛缩。治疗师用一只手对肱二头肌进行触诊，另一只手轻轻握持前臂，这是治疗的开始肢位。

肱二头肌长头的放松：肩关节于轻度内收位被动伸展和外旋，能触及肱二头肌长头的伸展。然后，辅助肩关节进行屈曲、外展、内旋（以 5%～10% 的强度），能触及肱二头肌长头的收缩。在关节可活动的范围内诱导肌肉收缩，使肌肉收缩和运动协调一致，这是有效进行放松的技巧。有规律地重复这一连续动作，直至肌肉的紧张和压痛得到改善为止。见图 5-73。

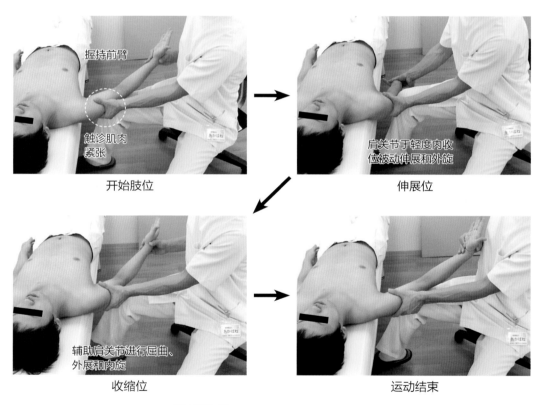

握持前臂

触诊肌肉紧张

开始肢位

肩关节于轻度内收位被动伸展和外旋

伸展位

辅助肩关节进行屈曲、外展和内旋

收缩位

运动结束

图 5-73　肱二头肌长头的放松

有规律地重复这一连续动作，直至肌肉的紧张和压痛得到改善为止

肱二头肌短头的放松：肩关节于轻度外展位被动伸展和外旋，能触及肱二头肌短头的伸展。然后，辅助肩关节进行屈曲、内收和内旋（以 5%～10% 的强度），能触及肱二头肌短头的收缩。在关节可活动的范围内诱导肌肉收缩，使肌肉收缩和运动协调一致，这是有效进行放松的技巧。有规律地重复这一连续动作，直至肌肉的紧张和压痛得到改善为止。见图 5-74。

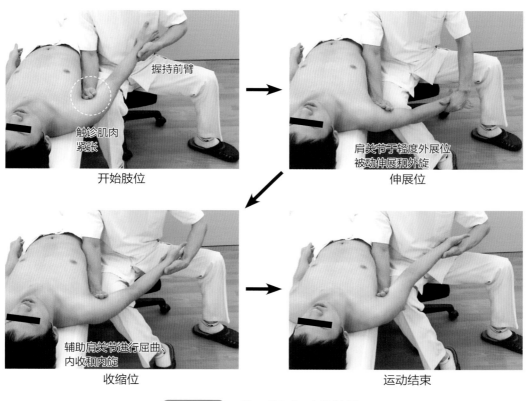

握持前臂

触诊肌肉
紧张

开始肢位

肩关节于轻度外展位
被动伸展和外旋

伸展位

辅助肩关节进行屈曲、
内收和内旋

收缩位

运动结束

图 5-74　肱二头肌短头的放松

有规律地重复这一连续动作，直至肌肉的紧张和压痛得到改善为止

治疗体位为仰卧位。诱导肌肉到伸展位，确认肌肉的短缩。治疗师用一只手对肱二头肌进行触诊，另一只手握持患者的前臂，这是治疗的开始肢位。

肱二头肌长头的牵伸：肩关节于轻度内收位被动伸展和外旋，在触及肌紧张增高的同时牵伸肱二头肌长头。在适当的伸展肢位，辅助肩关节进行屈曲、外展和内旋（以 10%～20% 的强度），使肌肉等长收缩，在肌腱结合部施加牵伸刺激。然后，转换为辅助主动运动，在关节可活动的范围内诱导肌肉收缩，这是有效进行牵伸的技巧。有规律地重复这一连续动作，直至肌肉得到伸展为止。见图 5-75。

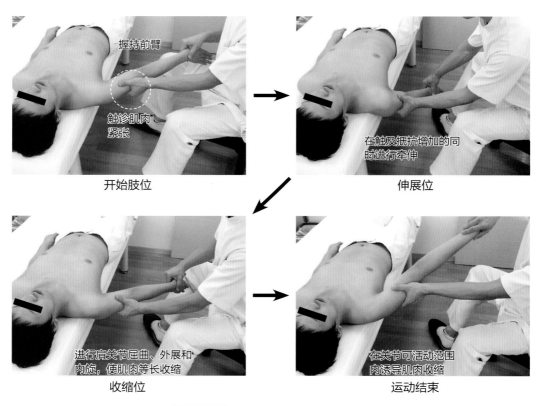

握持前臂
触诊肌肉
紧张
开始肢位

在触及抵抗增加的同时进行牵伸
伸展位

进行肩关节屈曲、外展和内旋，使肌肉等长收缩
收缩位

在关节可活动范围内诱导肌肉收缩
运动结束

图 5-75　肱二头肌长头的牵伸

有规律地重复这一连续动作，直至肌肉得到伸展为止

肱二头肌短头的牵伸：肩关节在轻度外展位被动伸展和外旋，在触及肌紧张增高的同时牵伸肱二头肌短头。在适当的伸展肢位，辅助肩关节进行屈曲、内收和内旋（以 10% ~ 20% 的强度），使肌肉等长收缩，在肌腱结合部施加牵伸刺激。然后，转换为辅助主动运动，在关节可活动的范围内诱导肌肉收缩，这是有效进行牵伸的技巧。有规律地重复这一连续动作，直至肌肉得到伸展为止。见图 5-76。

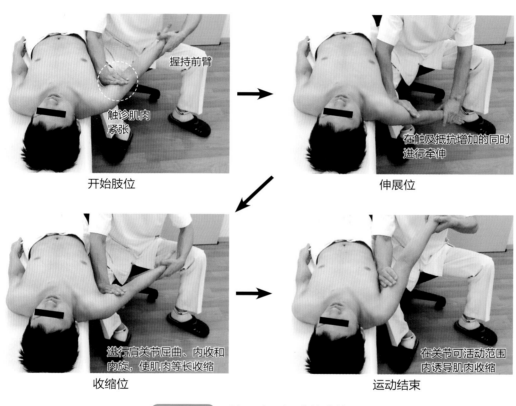

图 5-76 肱二头肌短头的牵伸

有规律地重复这一连续动作，直至肌肉得到伸展为止

5.3.10 喙肱肌

（1）放松

治疗体位为仰卧位。通过评估压痛和肌紧张的情况，明确肌肉挛缩。治疗师用一只手对喙肱肌进行触诊，另一只手轻轻握持前臂，这是治疗的开始肢位。

喙肱肌的放松：肩关节于外展位被动水平外展和内旋，能触及喙肱肌伸展。然后，辅助肩关节进行内收、水平屈曲、外旋（以 5% ~ 10% 的强度），能触及喙肱肌的收缩。在关节可活动的范围内诱导肌肉收缩，使肌肉收缩和运动协调一致，这是有效放松的技巧。有规律地重复这一连续动作，直至肌肉的紧张和压痛得到改善为止。见图 5-77。

第 5 章 肌肉因素 引起的肩关节挛缩

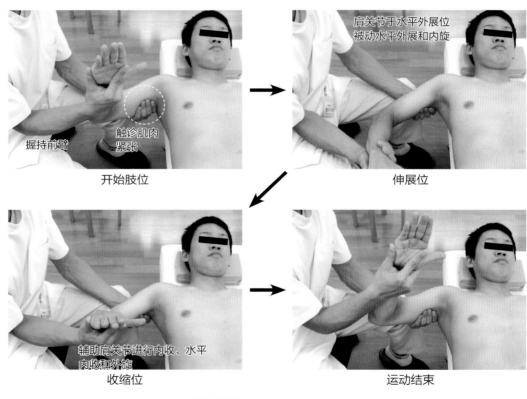

图 5-77　喙肱肌的放松

有规律地重复这一连续动作，直至肌肉的紧张和压痛得到改善为止

（2）牵伸

治疗体位为仰卧位。诱导肌肉到伸展位，确认肌肉短缩。治疗师用一只手对喙肱肌进行触诊，另一只手握持患者的前臂，这是治疗的开始肢位。

喙肱肌的牵伸：肩关节于外展位被动水平伸展和内旋，在触及肌紧张增高的同时牵伸喙肱肌。在此肢位，进行肩关节内收、水平屈曲、外旋（以 10% ~ 20% 的强度），使肌肉等长收缩，在肌腱结合部施加牵伸刺激。然后，转换为辅助主动运动，在关节可活动的范围内诱导肌肉收缩，这是有效进行牵伸的技巧。有规律地重复这一连续动作，直至肌肉得到伸展为止。见图 5-78。

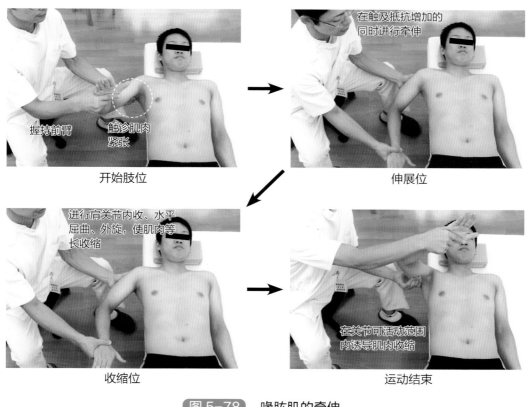

图 5-78　喙肱肌的牵伸

有规律地重复这一连续动作，直至肌肉得到伸展为止

5.3.11　肱三头肌长头

治疗体位为仰卧位。通过评估压痛和肌紧张的情况，明确肌肉挛缩。治疗师用一只手对肱三头肌长头进行触诊，另一只手轻轻握持前臂，这是治疗的开始肢位。

肱三头肌长头的放松：肩关节被动屈曲，肘关节被动屈曲，能触及肱三头肌长头的伸展。然后，辅助肩关节、肘关节进行伸展（以 5%~10% 的强度），能触及肱三头肌长头的收缩。在关节可活动的范围内诱导肌肉收缩，使肌肉收缩和运动协调一致，这是有效进行放松的技巧。有规律地重复这一连续动作，直至肌肉的紧张和压痛得到改善为止。见图 5-79。

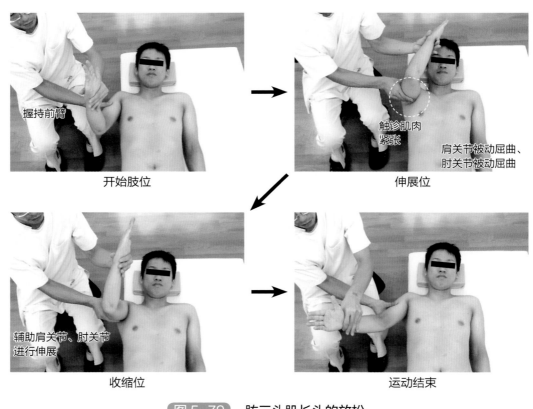

握持前臂

开始肢位

触诊肌肉紧张

肩关节被动屈曲、肘关节被动屈曲

伸展位

辅助肩关节、肘关节进行伸展

收缩位

运动结束

图 5-79　**肱三头肌长头的放松**

有规律地重复这一连续动作，直至肌肉的紧张和压痛得到改善为止

（2）牵伸

治疗体位为仰卧位。诱导肌肉到伸展位，确认肌肉的短缩。治疗师用一只手对肱三头肌长头进行触诊，另一只手握持患者的前臂，这是治疗的开始肢位。

肱三头肌长头的牵伸：于肘关节屈曲位，肩关节被动屈曲，在触及肌紧张增高的同时牵伸肱三头肌长头。在适当的伸展肢位，进行肩关节伸展、肘关节伸展（以10%～20%的强度），使肌肉等长收缩，在肌腱结合部施加牵伸刺激。然后，转换为辅助主动运动，在关节可活动的范围内诱导肌肉收缩，这是有效进行牵伸的技巧。有规律地重复这一连续动作，直至肌肉得到伸展为止。见图 5-80。

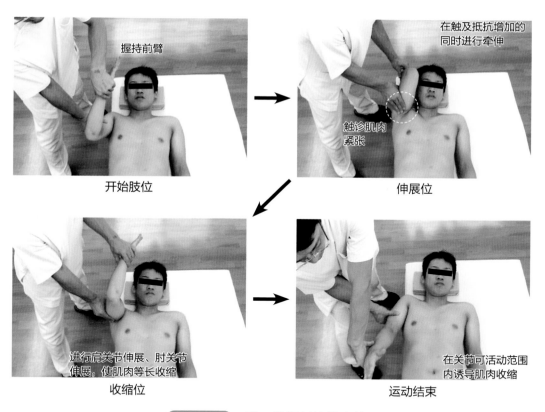

握持前臂

在触及抵抗增加的同时进行牵伸

触诊肌肉紧张

开始肢位

伸展位

进行肩关节伸展、肘关节伸展，使肌肉等长收缩

收缩位

在关节可活动范围内诱导肌肉收缩

运动结束

图 5-80　肱三头肌长头的牵伸

有规律地重复这一连续动作，直至肌肉得到伸展为止

［ 1 ］ 林典雄：肩関節拘縮の機能解剖学的特性．理学療法 21（2）：357-364, 2004.

［ 2 ］ 林典雄, 他：肩関節の機能解剖．MB Med Reha 73：1-8, 2006.

［ 3 ］ 林典雄：機能解剖学的触診技術 上肢 第 2 版，メジカルビュー社．2011, pp16-44, 108-133, 154-247.

［ 4 ］ Sharkey NA, et al：The rotator cuff opposes superior translation of the humeral head. Am J sports Med 23：270-275, 1995.

［ 5 ］ Halder AM, et al：Dynamic contributions to superior shoulder stability. J Orthop Res 19：206-212, 2001.

［ 6 ］ Mochizuki T, et al：Humeral Insertion of the supraspinatus and infraspinatus；new anatomical findings regarding the footprint of the rotator cuff. J Bone Joint Surg AM 90：962-969, 2008.

［ 7 ］ 皆川洋至, 他：腱板を構成する筋における筋性部分の構造について．日整会誌 69（8）：S1642, 1995.

［ 8 ］ 井樋英二, 他：棘上筋の力学的特性．日整会誌 69（8）：S1643, 1995.

［ 9 ］ 望月智之, 他：腱板筋群の構造と停止部の新しい解剖知見．別冊整形外科 58：7-11, 2010.

［10］ Mura N, et al：The effect of infraspinatus disruption on gleno-humeral torque and superior migration of the humeral head：a biomechanical study. J shoulder Elbow Surg 12：179-184, 2003.

［11］ 望月智之, 他：棘下筋腱の肉眼解剖および組織学的研究―delamination の 発生部位の検討 -. 肩関節 32（3）：497-500, 2008.

［12］ 黒岩共一：トリガーポイント鍼療法とマッサージの実際．臨床家のためのトリガーポイントアプローチ．医道の日本社．2000, pp41-148.

［13］ 鵜飼建志, 他：投球障害肩の疼痛の解釈と治療．整形外科リハビリテーション研究会誌 8, 25-28, 2005.

［14］ 皆川洋至, 他：腱板を構成する筋の筋内腱 - 筋外腱移行形態について．肩関節 20：103-110, 1996.

［15］ Keating JF, et al：The relative strengths of the rotator cuff muscles. J Bone Joint Surg 75-B：137-140, 1993.

［16］ Symeonides PP：The significance of the subscapularis muscle in the pathogenesis of recurrent anterior dislocation of the shoulder. J Bone Joint Surg Br54：476-483, 1972.

［17］ Turkel SJ, et al：Stabilizing mechanisms preventing anterior dislocation of the glenohumeral joint. J Bone Joint Surg Am63：1208-1217, 1981.

［18］ 山本宣幸, 他：肩の機能解剖．実践反復性肩関節脱臼．菅谷啓之（編），金原出版株式会社．2010, pp29-37.

［19］ Arai R, et al：Subscapularis tendon tear；an anatomical and clinical investigation. Arthroscopy 24：997-1004, 2008.

［20］ 佐藤達夫, 他：リハビリテーション解剖アトラス 第 1 版, 医歯薬出版株式会社, 2006.

［21］ 鵜飼建志, 他：広背筋部痛を訴える野球肩の発生原因に対する一考察．東海スポーツ傷害研究会会誌 22：38-40, 2004.

［22］ 皆川洋至, 他：解剖．最新整形外科学大系 肩関節・肩甲帯 13. 高岸憲二, 他（編）中山書店．2006. pp2-14.

［23］ Cooper D, et al：Anatomy, histology, and vascularity of the glenoid labrum. An Anatomical Study. J Bone Joint Surg Am 74：46-52, 1992.

[24] Pagnani MJ, et al：Role of the long head of the biceps brachii in glenohumeral stability：a biomechanical study in cadaver. J shoulder Elbow Surg 5：255-262, 1996.

[25] Andrews JR, et al：Glenoid labrum tears related to the long head of the biceps. Am J Sports Med 13：337-341, 1985.

[26] Itoi E, et al：Stabilising function of the biceps in stable and unstable shoulders. J Bone Joint Surg Br 75：546-550, 1993.

[27] Itoi E, et al：Dynamic anterior stabilisers of the shoulder with the arm in abduction. J Bone Joint Surg Br 76：834-836, 1994.

[28] 佐志隆士, 他：肩関節のMRI, メジカルビュー社. 2011, p200-216.

[29] 林典雄, 他：結帯動作時に生じる肘関節外側及び前腕外側部痛について. 整形外科リハビリテーション研究会誌 7：41-43, 2004.

[30] 杉本勝正, 投球障害肩のメカニズムと画像診断. 復帰をめざすスポーツ整形外科. 宗田大, メジカルビュー社. 2011, pp26-31.

[31] 丹羽滋郎, 他：骨・関節疾患と一関節筋, 二・多関節筋との関わり. メディカルストレッチング. 金原出版株式会社. 2008, pp23-72

第 6 章
肩关节上方支持组织粘连引起的肩关节挛缩

6.1 肩关节上方支持组织粘连及其临床特征

6.2 肩关节上方支持组织粘连的评估方法

6.3 运动治疗

6.1 肩关节上方支持组织粘连及其临床特征

肩关节上方支持组织容易发生粘连的部位有喙肩弓下、肩袖疏松部（喙肱韧带）、肱二头肌长头肌腱周围。这些部位的粘连不仅会引起关节活动度受限，还会引起疼痛等症状。下面对这些部位的粘连及其临床特征进行阐述。

6.1.1 喙肩弓下组织的粘连及其临床特征

（1）第 2 肩关节喙肩弓下的滑动障碍

第 2 肩关节由肩峰、喙突及连接二者的喙肩韧带形成的喙肩弓，以及通过喙肩弓正下方的大结节及肩袖、肩峰下滑囊组成（图 6-1）。

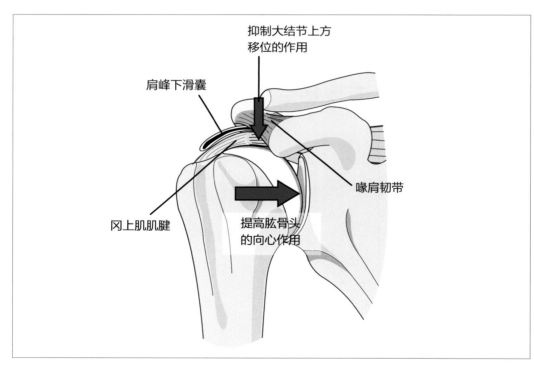

抑制大结节上方移位的作用

肩峰下滑囊

喙肩韧带

冈上肌肌腱

提高肱骨头的向心作用

图 6-1 喙肩弓的解剖

第 2 肩关节的功能学特征：喙肩弓抑制大结节向上方移位，从上方按压肩袖，提高肱骨头的向心性，肩袖产生的摩擦由肩峰下滑囊减轻。由于有这些功能，使肩袖顺利通过喙肩弓成为可能。

很多第 2 肩关节的滑行障碍为喙肩弓下的滑动障碍。在这种情况下，大结节和喙肩弓之间产生的碰撞就成为问题（图 6-2）。

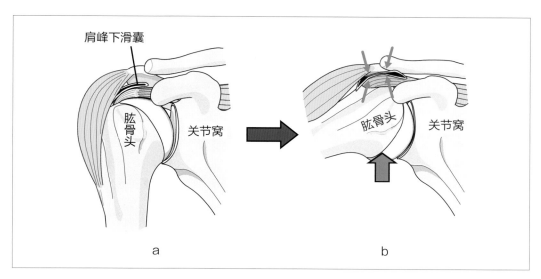

图 6-2　上方支持组织的滑动障碍与肩峰下撞击

a. 下垂位。b. 外展位

喙肩弓下滑动障碍的原因大致可分为解剖学原因和功能学原因。

解剖学原因：主要包括肩峰的骨形态及倾斜角度、骨刺形成、喙肩韧带的肥厚等。依据实际情况，应进行必要的外科处理。

功能学原因：主要包括上方支持组织粘连引起的肩峰下滑动障碍、后下方支持组织粘连引起的肱骨头上方移位、肩胛胸廓功能不全引起的肩峰下腔的相对狭窄等。基本上可采用保守治疗。

由于上述原因，肩峰下滑囊和肩袖容易发生粘连，从而引发肩峰下肩袖的滑动（肩峰下出入活动）障碍。肩关节下降和内收时，肩袖从喙肩弓下滑出困难也就意味着肩关节外展活动障碍。在这种情况下，尽管肩关节表面上呈下垂位，但实际上是对肩胛骨过度下旋的代偿（图 6-3）。肩关节上提和外展时，进入喙肩弓困难也就意味着出现肩峰下撞击（图 6-2）。

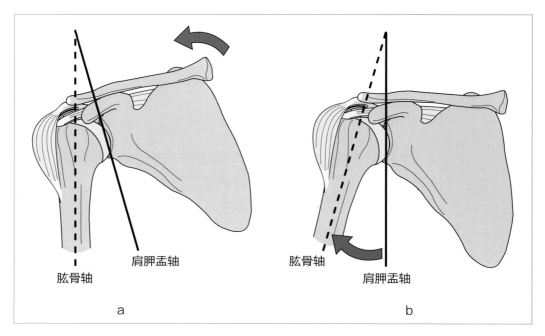

肱骨轴　　　　　　　肩胛盂轴　　　　　　　肩胛盂轴　　　　　　　肩胛盂轴

a　　　　　　　　　　　　　　　　b

图6-3 肩关节外展受限与肱骨及肩胛骨的位置关系

a.有肩关节外展障碍的患者，上肢下垂时肩胛骨下旋。b.使肩胛盂垂直于地面去校正肩胛骨，则肱骨外展

（2）肩峰下压与夜间痛

很多研究报道，夜间痛的发生与肩峰下压有关。其中，有研究报道喙肩韧带切除术和肩峰下减压术对减轻夜间痛有效。这些表明夜间痛与肩峰下的疾病有很大关联。

另外，若存在以肩袖为中心的肿胀、挛缩，或上方支持组织的粘连、瘢痕，考虑可能存在肱骨头及肩峰下周围静脉系统循环功能低下。此时，关节内压容易上升，而且升高的关节内压下降缓慢。笔者认为，关节内压调节机制的破坏可加重夜间痛。

另外，睡眠时的姿势也是产生夜间痛的原因。在坐位和立位时，由于作用于上肢的重力牵引肱骨，使肩峰下压减轻。但是，仰卧位时由于上肢向下方的牵引不起作用，肩峰下压容易上升。

由此可见，以肩袖为中心的肿胀、挛缩，上方支持组织的粘连、瘢痕，以及仰卧位对夜间痛的发生有很大的影响（图6-4）。

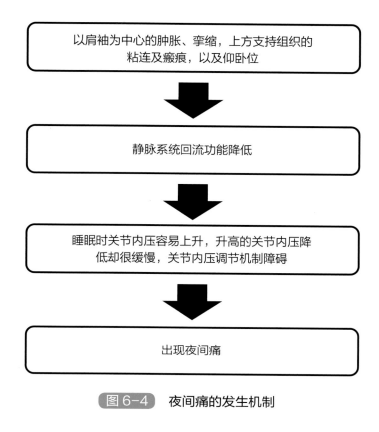

図6-4　夜间痛的发生机制

6.1.2　肩袖疏松部（喙肱韧带）周围组织的粘连及其临床特征

肩袖疏松部是指冈上肌肌腱前部纤维和肩胛下肌上部纤维的间隙，表层由喙肱韧带构成，深层由关节囊构成。

肩关节于第1肢位内旋时，肩袖疏松部松弛，其上、下方向的开口扩大；外旋时肩袖疏松部紧张而闭合（图6-5）。因此，肩袖疏松部通过肢位的变化改变组织的紧张度和内压，以发挥对肱骨头前方移位的缓冲功能。

杉本等人从解剖学和组织学探讨了肩袖疏松部。他们的报道显示，喙肱韧带和肩袖疏松部周围滑膜丰富，容易被炎症波及，而且随着瘢痕化，其物理特性也容易改变，导致疼痛阈值降低。

在肩袖疏松部松弛不发生功能性紧张时，会出现肩关节下方不稳。这是年轻人肩运动损伤的临床表现之一。

在肩袖疏松部周围发生瘢痕化时，第1肢位外旋明显受限。原先硬度较高的组织即使变硬，活动度受限的影响程度也很小。但是，对于像肩袖疏松部这样的软组织，

155

如果失去本来的柔韧性，则会导致明显的活动受限。

另外，由于肩袖疏松部周围存在丰富的感受器，故当对此处进行牵伸治疗时，需要治疗师具备较高水平的、能控制疼痛的治疗技术。

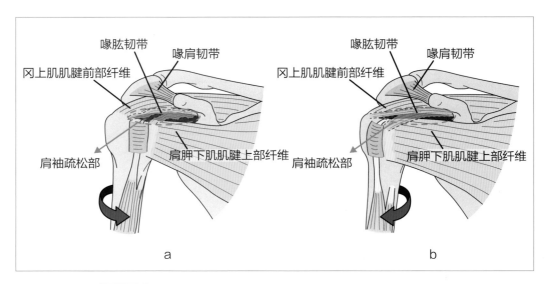

图6-5 关节肢位的变化引起肩袖疏松部紧张程度的变化

a. 第1肢位内旋时肩袖疏松部松弛而开口扩大。b. 第1肢位外旋时肩袖疏松部位紧张而闭合

6.1.3　肱二头肌长头肌腱周围组织的粘连及其临床特征

肱二头肌长头肌腱（LHB）通过结节间沟跨过肱骨头后向肩胛盂走行。在肱骨头区域走行的 LHB，上方由喙肱韧带（CHL）支持，前方、下方由盂肱上韧带支持，从而构成传动系统（图6-6）。由于这部分的 LHB 被 CHL 等组织覆盖比较稳定，能发挥 LHB 自身的功能（关于 LHB 的功能详见第1章相关内容）。

但是，对于肩关节下方支持组织挛缩及肩袖功能低下的病例，当外展运动时，肱骨头会向上方移位，结节间沟入口附近的 LHB 与喙肩弓接近，容易出现肩峰下撞击（图6-7），其结果是在引发肱二头肌长头肌腱炎的同时引起传动系统周围损伤等。尤其是传动系统中肩胛下肌上部纤维的舌部损伤时，LHB 内下方的支持作用会显著降低。

在这种情况下，在 LHB 的伸展肢位，也就是反复进行肩关节伸展、内收及第1肢位的外旋运动时，LHB 容易向内下方滑脱。这时，LHB 滑入肩胛下肌肌腱的止点处，与小结节的摩擦力增大（图6-8），从而加重 LHB 周围的疼痛。

关于 LHB 的评估及运动治疗，详见第5章的相关内容。

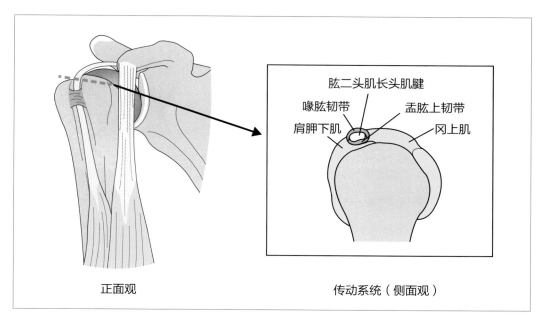

图 6-6 肱二头肌长头肌腱和传动系统

　　肱骨头水平的肱二头肌长头肌腱通过喙肱韧带、盂肱上韧带、冈上肌前部纤维、肩胛下肌上部纤维构成的传动系统获得支持

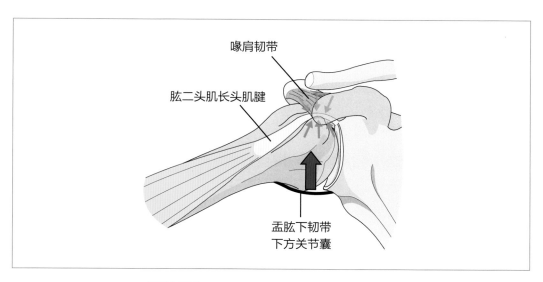

图 6-7 肱二头肌长头肌腱肩峰下撞击

　　对于存在肩关节下方支持组织挛缩和肩袖功能低下的病例，当肩关节外展时，肱骨头容易向上方移位。特别是肩关节外展、外旋时，肱骨头易向上方移位，结节间沟与喙肩弓接近。因此，肱二头肌长头肌腱容易在肩峰下发生撞击

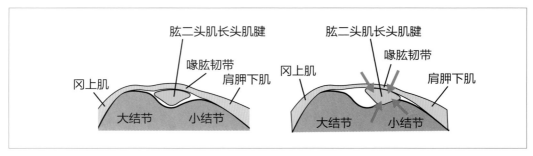

上肢下垂时　　　　　　　肩关节伸展、内收及第 1 肢位外旋时

图 6-8　肱二头肌长头肌腱与小结节的摩擦增大

当肩关节伸展、内收及第 1 肢位外旋时，肱二头肌长头产生张力。对于传动系统有缺损的病例，由于肱二头肌长头肌腱与小结节的摩擦力增大，会引起肱二头肌长头肌腱炎等

6.2　肩关节上方支持组织粘连的评估方法

上方支持组织发生粘连后，由于肩关节外展活动受限，上肢下垂位本身就会引起疼痛。因此，为了缓解上方支持组织的紧张，避免疼痛，患者会出现肩胛骨处于外展、下旋位的特征性姿势。

对于上方支持组织的牵伸试验，由于当肩胛骨处于不同位置时伸展活动度会出现很大的变化，因此，评估要尽可能在耳垂与肩峰在同一条垂线上的肢位进行。

6.2.1　特征性姿势和肩胛骨的评估方法

（1）坐位

正常情况下，矢状面耳垂和肩峰基本在同一条垂线上。但是，对于上方支持组织粘连的病例，肩胛骨呈外展、下旋位，同时由于颈椎前弯减小和胸椎过度后弯，头颅在前。见图 6-9。

正常情况下，冠状面力线上双侧肩部和双侧肩峰的高度基本相同。但是，对于上方支持组织粘连的病例，由于肩关节外展、下旋、下降，患侧肩峰有下降的倾向。同时，也可观察到肩胛骨内侧缘和下角的上浮现象。见图 6-10。

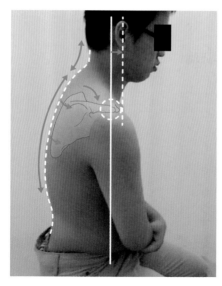

图 6-9　从侧面观察肩胛骨异常力线

正常情况下，耳垂和肩峰在与地面垂直的同一直线上；力线异常时，耳垂位于肩峰前方2横指处。但是，对于上方支持组织粘连的病例，肩胛骨外展、下旋、下降，由于颈椎前弯减小，胸椎后弯增大，故头颅在前

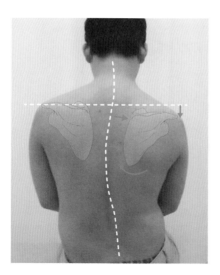

图 6-10　从后面观察肩胛骨异常力线

正常情况下双侧肩部和双侧肩峰的高度基本相同。但是，对于上方支持组织粘连的病例，由于肩胛骨下降、下旋，患侧的肩峰下降，同时也可观察到肩胛骨内侧缘和下角的上浮现象

（2）仰卧位

正常情况下肩峰与床面的距离保持在2横指以下，但对于肩胛骨呈外展位的病例，则会达到2横指以上（图6-11a）。

另外，正常情况下上肢一般放置于体侧；而对于上方支持组织粘连的病例，为了避免疼痛，患者会呈现上肢放置在腹部的特征性姿势（图6-11b）。

第6章　肩关节
上方支持组织粘连
引起的肩关节挛缩

（3）侧卧位

侧卧位时，下面的肩关节内收。对于上方支持组织粘连的病例，侧卧位患侧在下面时，上方支持组织因过度拉伸而引起疼痛（图 6-12）。对于有夜间痛的病例，采取患侧在上面的睡姿多是由于这个原因。

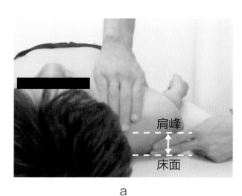 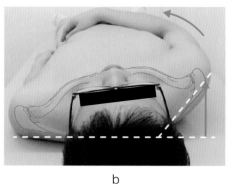

a   b

图 6-11 从上方观察肩胛骨异常力线

a. 肩峰与床面的距离正常情况下，肩峰与床面的距离在 2 横指以下。b. 肩胛骨外展时，肩峰与床面的距离在 2 横指以上。正常情况下，上肢一般放置在体侧。但是，当前上方支持组织粘连，肩关节伸展受限时，为了避免疼痛，患者会呈现上肢放置在腹部的特征性姿势

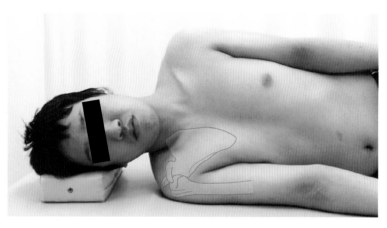

图 6-12 侧卧位时肩关节的肢位

侧卧位时，下面的肩关节被强制内收。因此，对于上方支持组织粘连的病例，牵伸刺激成为疼痛发生的原因

6.2.2 上方支持组织的牵伸试验

对于上方支持组织发生粘连的病例，下垂位时肩关节伸展及内旋与外旋受限。因此，必须评估这些关节的活动度。

另外，由于上方支持组织的粘连和夜间痛有密切的关系，因此，本节还会给出以使夜间痛消失为目的的关节活动度的改善目标。

（1）肩关节的伸展活动度

评估体位是仰卧位，为了避免肩胛骨的过度代偿，应在肩胛骨背面与床面接触的状态下进行。以肩关节内外旋中间位为开始肢位。肩关节伸展时，测量疼痛产生的角度。见图6-13。

对于夜间痛明显的病例，不要把上肢放在床面以下。要使夜间痛消失，需以获得15°以上的肩关节伸展活动度为目标。

（2）第1肢位外旋活动度

评估体位是仰卧位，为了抑制肩胛骨的过度代偿，应在肩胛骨背面与床面接触的状态下进行。以肩关节内外旋中间位，肘关节屈曲90°位，肘部与床面接触的肢位为开始肢位。上臂固定，肩关节外旋，测量疼痛产生的角度。见图6-14。要使夜间痛消失，需以获得24.7°以上的第1肢位外旋活动度为目标。

（3）结带动作

评估体位为坐位。为了避免肩胛骨的过度代偿，应在耳垂和肩峰尽可能在同一垂

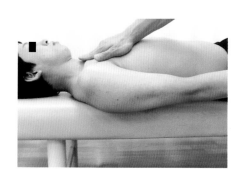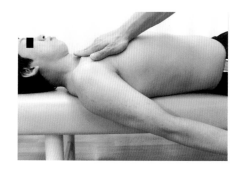

图 6-13 上方支持组织的牵伸试验（肩关节伸展活动度的评估）

为了避免肩胛骨的过度代偿，肩胛骨背面应尽可能与床面接触。以肩关节内外旋中间位为开始肢位。肩关节伸展时，测量疼痛产生的角度

线上的状态下进行。结带动作用于评估桡骨茎突到达脊柱的水平。见图 6-15。很多有夜间痛的病例会出现桡骨茎突于臀部水平受限。要使夜间痛消失，需以第 3 腰椎水平以上的结带动作为目标。

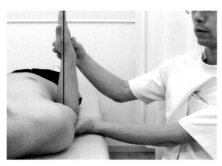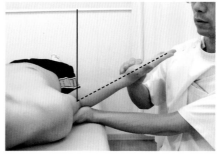

开始时　　　　　　　　　　　　　测量时

图 6-14　上方支持组织的牵伸试验（第 1 肢位外旋的关节活动度的评估）

为了避免肩胛骨的过度代偿，肩胛骨背面应尽可能与床面接触。以肩关节内外旋中间位，肘关节屈曲 90°，肘部与床面接触的肢位为开始肢位。上臂固定，肩关节外旋，测量疼痛产生的角度

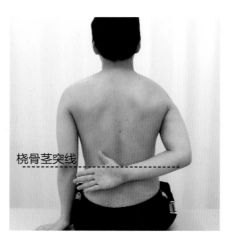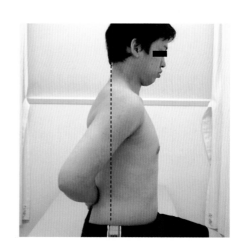

桡骨茎突线

图 6-15　上方支持组织的牵伸试验（结带动作）

为了避免肩胛骨的过度代偿，应使耳垂和肩峰尽可能处于同一垂线上。结带动作用于评估桡骨茎突到达脊柱的水平

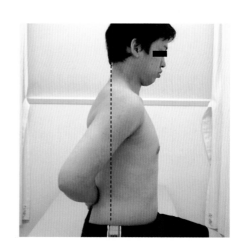

6.2.3　夜间痛的临床评估

（1）以夜间痛的程度为基准的分型

对于有上方支持组织的挛缩、肩峰下滑囊炎及肩袖粘连的病例，肩峰下压的升高是引起夜间痛的主要原因。但是，不同患者夜间痛的程度不同。评估夜间痛时，不仅需要确定夜间痛的有无，还要对夜间痛的程度进行评估（表 6-1）。

表 6-1　以夜间痛的程度为基准的分型

分型	特点
1 型	完全没有夜间痛
2 型	有时有夜间痛，没有到痛醒的程度
3 型	每天有持续的夜间痛，每晚醒来 2～3 次
4 型	每天有持续的夜间痛，患者主诉有明显的睡眠障碍

（2）盂肱角

在肩关节（前后位）X 线片上，测量肩胛盂上下唇连线与肱骨长轴所成的角度，该角即为盂肱角。正常肩的两条线基本平行，但是对于上方支持组织粘连的病例，当肩胛骨下旋时，盂肱角会增大。（图 6-16）

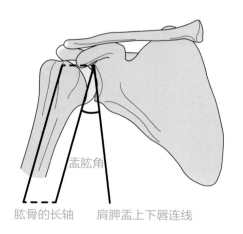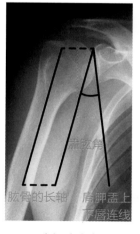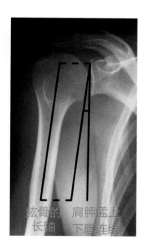

盂肱角　　　　肱骨的长轴　　肩胛盂上下唇连线　　夜间痛患者　　　　正常肩

图 6-16　盂肱角

盂肱角是肱骨长轴和肩胛盂上下唇连线所成的角。正常肩的这两条线基本平行，肩关节外展挛缩及肩胛骨下旋的患者的盂肱角增大

6.3 运动治疗

6.3.1 上方支持组织粘连的运动治疗的临床思路

本节就上方支持组织粘连剥离的运动治疗的临床思路及实际操作要点进行阐述。在肩关节疾病患者中，有上方支持组织粘连的病例非常多，该部位粘连的剥离与疼痛的减轻直接相关。

肩峰下滑囊存在丰富的感受伤害性刺激的游离神经末梢。因此，不适当的操作反而会加重疼痛，故有必要很好地掌握运动治疗的原则和操作顺序。

夜间痛的治疗原则是，急性期应快速稳定炎症，如果有关节挛缩，可对上方支持组织的粘连行剥离操作以使肩峰下压降低。对于急性期的病例，应准确指导睡姿、局部制动等日常生活动作（图6-17）。另外，当炎症严重时，在向骨科医生报告的基础上，还应对肩峰下滑囊等组织进行封闭注射治疗，以及口服镇痛消炎药治疗，这些对早期疼痛的控制很重要。

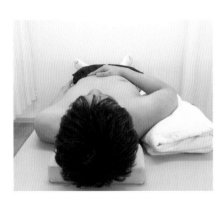

睡姿

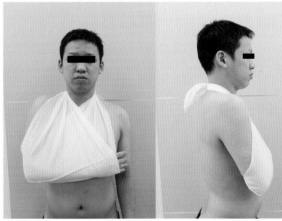

局部制动

图 6-17　对急性夜间痛患者的日常生活指导

适当的睡姿、肩关节下方放置枕头等对防止过伸位是有效的。另外，对于上肢下垂时出现疼痛的病例，使用三角巾也是有效的。

局部制动的要点：用三角巾使肩关节保持屈曲、外展的状态。该方法由于可以避免肩关节过度下降、下旋，缓和腋神经的紧张，因此可以缓解疼痛

为了顺利剥离上方支持组织的粘连，应掌握大结节、小结节、结节间沟和喙肩弓的解剖学特点。另外，考虑到肩峰下滑囊肩袖的滑动结构，肩袖滑动的程度和粘连的程度高度相关，临床上粘连的改善和疼痛的缓解通常是一致的。

进行运动治疗操作时，首先减轻肩袖挛缩是很重要的。因为剥离上方支持组织的粘连时，在有肩袖挛缩的情况下剥离操作是不能顺利进行的。因此，应首先减轻肩袖挛缩，然后逐步进行粘连剥离。减轻肩袖挛缩的运动治疗详见第 5 章的相关内容。仅通过运动治疗就可缓解疼痛的案例非常多。

6.3.2　肩袖与肩峰下滑囊粘连的剥离

操作的要点是反复实施使肩袖附着的大结节、小结节及结节间沟从喙肩弓下拉出的操作，以及从喙肩弓下滑入的操作。

冈上肌前部纤维及肩胛下肌上部纤维等上前方支持组织粘连的剥离操作：诱导肩关节向伸展、内收、外旋方向运动，把这些部位从喙肩弓下拉出；接着，再通过诱导肩关节向屈曲、外展、内旋运动，使这些部位从喙肩弓下滑入。见图 6-18。

冈上肌后部纤维及冈下肌上部纤维等上后方支持组织粘连的剥离操作：诱导肩关节向伸展、内收、内旋方向运动，把这些部位从喙肩弓下拉出；接着，再通过肩关节屈曲、外展、外旋，使这些部位从喙肩弓下滑入。见图 6-19。

6.3.3　肩袖疏松部（喙肱韧带）挛缩的牵伸方法

操作的要点是反复实施缩短和拉长喙突的根部与大、小结节间距离的操作，在肩袖疏松部（喙肱韧带）施加适度的牵伸刺激。

喙肱韧带的牵伸操作：诱导肩关节向伸展、内收、外旋方向运动，确实触及瘢痕化的喙肱韧带的紧张状态很重要。如触及紧张，应立即诱导肩关节向屈曲、外展、内旋方向运动，使之再次松弛（图 6-20）。反复进行牵伸和松弛的连续操作。

注意，应在微调肩关节外旋的角度的同时进行伸展、内收的操作。另外，确实触及外旋时喙肱韧带的紧张是避免引起疼痛的技巧。

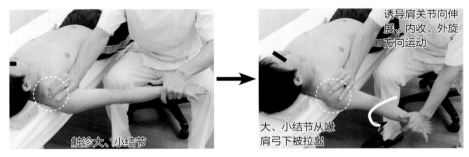

向远端方向施加滑动刺激

诱导肩关节向伸展、内收、外旋方向运动

大、小结节从喙肩弓下被拉出

触诊大、小结节

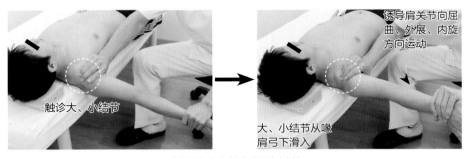

向近端方向施加滑动刺激

诱导肩关节向屈曲、外展、内旋方向运动

大、小结节从喙肩弓下滑入

触诊大、小结节

图 6-18 上前方支持组织粘连的剥离操作

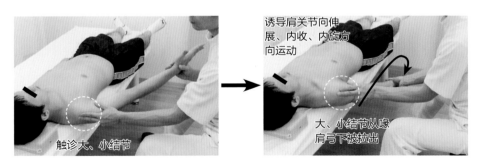

向远端方向施加滑动刺激

诱导肩关节向伸展、内收、内旋方向运动

大、小结节从喙肩弓下被拉出

触诊大、小结节

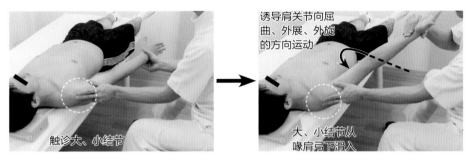

向近端方向施加滑动刺激

诱导肩关节向屈曲、外展、外旋的方向运动

大、小结节从喙肩弓下滑入

触诊大、小结节

图 6-19 上后方支持组织粘连的剥离操作

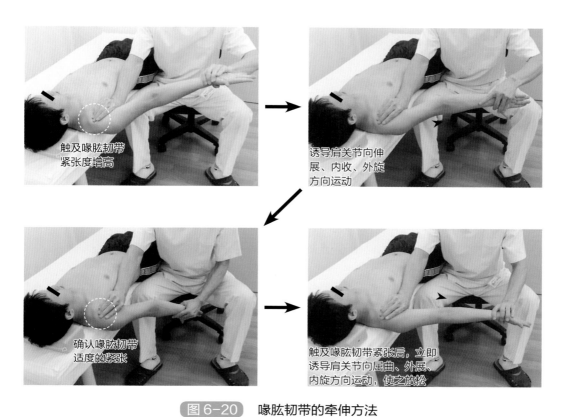

触及喙肱韧带
紧张度增高

诱导肩关节向伸
展、内收、外旋
方向运动

确认喙肱韧带
适度的紧张

触及喙肱韧带紧张后，立即
诱导肩关节向屈曲、外展、
内旋方向运动，使之放松

图 6-20　喙肱韧带的牵伸方法

参考文献

[1] 二村昭元，他：肩関節の解剖とMRI. 肩関節のMRI. 佐志隆士（編），メジカルビュー社. 2011, pp2-33.

[2] 信原克哉：肩―その機能と臨床 - 第 3 版 -. 医学書院. 2004, pp194-198, 229-241.

[3] 佐志隆士：突き上げと擦れ（インピンジメント），肩関節のMRI. 佐志隆士（編），メジカルビュー社. 2011, p90-109.

[4] Neer CS Ⅱ：Anterior acromioplasty for the chronic impingement syndrome in the shoulder: a preliminary report. J Bone Joint Surg, 54-A: 41-50, 1972.）（Neer CS Ⅱ, et al: supraspinatus outlet. Orthop Trans, 11: 234, 1987.

[5] Speer KP, et al: Acromial morphotype in the young asymptomatic athletic shoulder. J shoulder Elbow Surg 10: 434-437, 2001.

[6] Ozaki J, et al: Tears of the rotator cuff of the shoulder acromion. A study in cadavera. J Bone Joint Surg 70: 1224-1230.

[7] Bigliani LU, et al: The use of pulsing electromagnetic fields to achieve arthrodesis of the knee following failed total knee arthroplasty. A preliminary report. J Bone Joint Surg 65: 480-485, 1983.

[8] 松井健郎，他：肩峰の骨棘形成と腱板の変化. 肩関節 17: 241-245, 1993.

[9] 松本正知：肩峰下インピンジメント症候群に対する運動療法. 整形外科運動療法ナビゲーション 上肢. 林典雄，他，メジカルビュー社. 2008, pp70-73.

[10] Harryman DT Ⅱ, et al: Translation of humeral head on the glenoid with passive glenohumeral motion. J bone Joint Surg 72A: 1334-1343, 1990.

[11] 青木光広，他：肩峰下インピンジメント. 最新整形外科学大系 肩関節・肩甲帯. 高岸憲二，他（編），中山書店. 2006, pp230-237.

[12] Ticker JB, et al: Recognition and treatment of refractory posterior capsular contracture of the shoulder. Arthroscopy 16: 27-34, 2000.

[13] Lukasiewicz AC, et al: Comparison of 3-dimensional scapular position and orientation between subjects with and without shoulder impingement. J Orthop Sports Phys Ther 29: 574-583, 1999.

[14] 小西池泰三，他：夜間痛を主訴とする高齢者腱板断裂に対する内視鏡手術（奥津法）. 日整会誌, 75（2）: 189, 2001.

[15] 小西池泰三，他：肩峰下滑液包の圧測定―夜間痛との関連―. 日整会誌、73（2）: 461, 1999.）

[16] 吉田徹，他：いわゆる変形性関節症の疼痛について. 整形外科 26（8）: 745-752, 1975.

[17] 田中幸彦，他：肩関節周囲炎に続発する夜間痛に対する理学療法と臨床成績. 整形外科リハビリテーション研究会誌 8: 9-12, 2005

[18] 細居雅敏：夜間痛を合併した肩関節周囲炎に対する運動療法. 整形外科運動療法ナビゲーション 上肢. 林典雄，他，メジカルビュー社. 2008, pp34-37.

[19] 杉本勝正，他：解剖学. 組織学的所見による病態の推測. 骨・関節・靭帯 6（1）: 31-35, 1993.

[20] Edelson JG, et al: The coracohumeral ligament; anatomy of a substantial but neglected structure. J Bone Joint Surg 73-B: 150-153, 1991.

[21] Habermeyer P, et al: Anterosuperior impingement of the shoulder as a result of pulley lesions: A prospective arthroscopic study. J shoulder Elbow Surg, 13: 5-12, 2004.

[22] Gleason PD, et al: The transverse humeral ligament; a separate anatomical structure or a continuation of the osseous attachment of the rotator cuff? The Am J Sports Med, 34: 72-77, 2006.

[23] 杉本勝正：上腕二頭筋長頭・上腕三頭筋長頭の機能解剖と障害．MB Med Reha 73：79-84,
2006.

[24] 仲川喜之，他：上腕骨結節間溝の形態について．日整会誌 62：S813, 1988.

[25] Slätis P, et al：Medial dislocation of the tendon of the long head of the biceps brachii. Acta
Orthop Scand 50：73-77, 1979.

[26] Werner A, et al：The stabilizing sling for the long head of the biceps tendon in the rotator
cuff interval；a histoanatomic study. Am J Sports Med 28：28-31, 2000.

[27] Walch G, et al：Tears of the rotator interval. J Shoulder Elbow Surg 3：353-360, 1994.

[28] 尾崎二郎：腱板間隙部の機能障害からみた五十肩の病態．骨・関節・靭帯 6（1）：19-23,
1993.

[29] 新井隆三，他：上腕二頭筋長頭腱の安定化機構 肩甲下筋腱，上関節上腕靭帯、烏口上腕靭帯
の解剖学的構築．別冊整形外科 58：2-6, 2010.

[30] 前田和彦，他：肩甲下筋腱断裂に対する鏡視下手術．J MIOS 44：59-66, 2007.

[31] 林典雄，他：夜間痛を合併する肩関節周囲炎の可動域制限の特徴とX 線学的検討．理学療法
の医学的基礎 6：32, 2002.

[32] 山口光圀，他：肩関節，Cuff-Y exercise. 整形外科理学療法の理論と技術．山嵜勉（編），メジ
カルビュー社．2001, pp202-251.

[33] 奥村晃司：多関節運動連鎖からみた肩甲帯の保存的治療戦略．多関節運動連鎖からみた変
形性関節症の保存療法─刷新的理学療法─．井原秀俊，他（編），全日本病院出版会．2009,
pp91-101.

[34] 林典雄，他：夜間痛を合併する肩関節周囲炎の可動域制限の特徴とX 線学的検討．The
Journal of Clinical Physical Therapy7：1-5, 2005.

[35] 冨田恭治，他：肩峰下滑液包における自由神経終末の分布と肩関節痛．別冊整形外科，27：
12-14, 1995.

[36] 林典雄：五十肩における疼痛の解釈と運動療法．関節外科 30（11），2011.

[37] 林典雄：肩関節拘縮の機能解剖学的特性．理学療法 21（2）：357-364, 2004.

第 7 章
关节囊韧带引起的
肩关节挛缩

7.1　关节囊韧带的功能解剖

关节囊近端在关节唇的周围，远端附着于大小结节至解剖颈，肥厚的部分称为盂肱韧带，弹性较大（图 7-1）。在肩关节中，关节囊和盂肱韧带在解剖学上很难分离，它们有共同的作用，因此，两者合称为关节囊韧带。

肩关节的静态稳定性是通过关节囊韧带的生理弹性和关节中的负压获得的。

肩关节囊被上方的冈上肌、前方的肩胛下肌、后上方的冈下肌、后下方的小圆肌包绕，这些结构相互紧密连接。肩袖深层的关节囊侧的纤维与关节囊混合，且肩袖的张力增加了关节囊的张力，从而使关节囊更加稳定。

在冈上肌和肩胛下肌之间、肩胛下肌和小圆肌之间并不存在肩袖，前者称为肩袖间隙，后者称为腋囊。

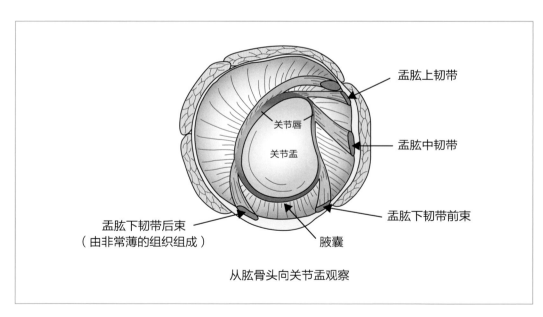

图 7-1　盂肱韧带（右）的解剖

关节囊的肥厚而有弹性的韧带称为盂肱韧带，小结节的上方有盂肱上韧带附着，小结节的内侧有盂肱中韧带附着，解剖颈前下缘有盂肱下韧带前束附着，解剖颈后下缘有盂肱下韧带后束附着

7.1.1　静态稳定性结构的伸展肢位及其功能

肩胛骨侧的肩关节囊，从肩胛骨颈部将关节唇的周围紧密包裹。由于肱骨侧的肩关节囊需要包裹解剖颈，故上肢下垂时，肩关节囊从外上方到内下方斜向附着，与肱骨长轴大约成45°。因此，在肩关节外展45°时，整个关节囊的张力最均衡（图7-2）。

（1）上部组织

上肢下垂时，上部关节囊紧张。上部关节囊的张力与肱骨头的杠杆力一起从上方支撑肱骨头（图7-3）。上部支持组织中有盂肱上韧带（superior glenohumeral ligament，SGHL）和盂肱中韧带（middle glenohumeral ligament，MGHL）辅助支撑上部关节囊。

（2）下部组织

肩关节外展时，下部关节囊紧张。下部关节囊的张力与肱骨头的杠杆力一起从下方支撑肱骨头（图7-4）。下部支撑组织中有盂肱下韧带前束（anterior inferior glenohumeral ligament，AIGHL）、盂肱下韧带后束（posterior inferior glenohumeral

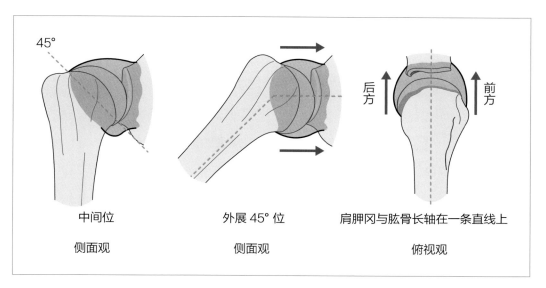

45°		
中间位	外展45°位	肩胛冈与肱骨长轴在一条直线上
侧面观	侧面观	俯视观

图 7-2　关节囊韧带张力均衡肢位

肩关节外展45°是关节囊张力最均衡的肢位

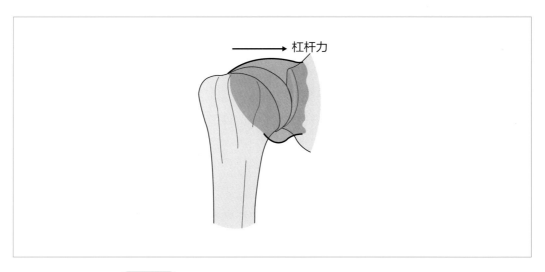

图 7-3 上肢下垂时上部关节囊的张力及其作用

上部关节囊的张力与肱骨头的杠杆力一起从上方支撑肱骨头

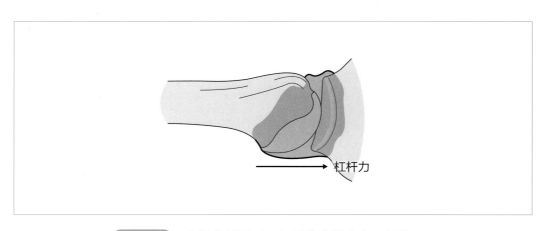

图 7-4 肩关节外展时下部关节囊的张力及其作用

下部关节囊的张力与肱骨头的杠杆力一起从下方支撑肱骨头

ligament，PIGHL)、腋囊（axillary pouch，AP）辅助加强下部关节囊。

另外，下部支持组织中最厚的组织是腋囊，有易伸长、易断裂的物理特性。

（3）前部组织

肩关节的运动可以以肩胛骨平面划分，肩胛骨平面前方的区域是内旋区域，后方的区域是外旋区域（图 7-5）。

由于肩关节的外展（冠状面中的上提）是在外旋区域内的运动，所以，即使在没

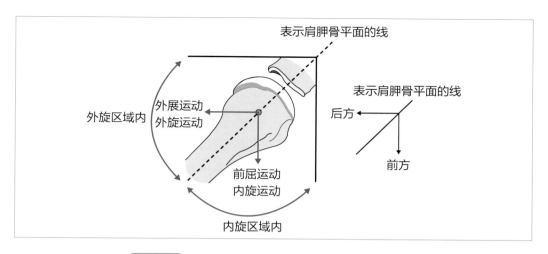

图 7-5 以肩胛骨平面的线为轴的内外旋区域

肩胛骨平面前方是内旋区域，后方是外旋区域。在外旋区域内，前部关节囊紧张；在内旋区域内，后部关节囊紧张。外展和外旋是外旋区域内的运动，前屈和内旋是内旋区域内的运动

有特殊的外旋运动的情况下，前部关节囊依然收紧。这时产生的前部关节囊的张力与肱骨头的杠杆力一起从前方支撑肱骨头。见图 7-6。

在外展初期，以 SGHL 为中心，前上部关节囊紧张，随着外展角度逐渐增加，紧张部位逐渐转为 MGHL 和 AIGHL。

前上部关节囊、SGHL、喙肱韧带

肩关节第 1 肢位外旋时，前上部关节囊、SGHL、喙肱韧带（coracohumeral ligament，CHL）紧张（图 7-7a）。这些组织的紧张可以限制第 1 肢位肱骨头前方的

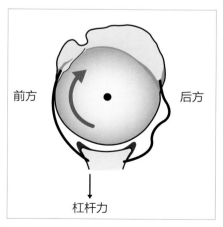

图 7-6 肩关节外旋时前部关节囊的张力及其作用

前部关节囊的张力与肱骨头的杠杆力一起从前方支撑肱骨头

不稳定。

前部关节囊、MGHL

肩关节在轻度外展位（约45°）外旋时，前部关节囊和 MGHL 紧张（图 7-7b）。这些组织的紧张可限制在轻度外展位肱骨头前方的不稳定。

前下部关节囊、AIGHL

肩关节第 2 肢位外旋时，前下部关节囊和 AIGHL 紧张（图 7-7c）。这些组织的紧张可限制第 2 肢位肱骨头前方的不稳定。恐惧试验（apprehension test）阳性提示前下部组织有破裂。

（2）后部组织

由于肩关节的前屈（向前上举）是在内旋区域内的运动，所以，即使在没有特殊的内旋运动的情况下，后部关节囊依然紧张（图 7-5）。这时产生的后部关节囊的张力与肱骨头的杠杆力一起从后方支撑肱骨头（图 7-8）。

在前屈初期，后上部关节囊紧张，随着角度逐渐增加，后下部关节囊和 PIGHL 紧张。

后上部关节囊

肩关节第 1 肢位内旋时，后上部关节囊紧张（图 7-9a）。在第 1 肢位中，后上部关节囊的紧张可限制肱骨头后方的不稳定。

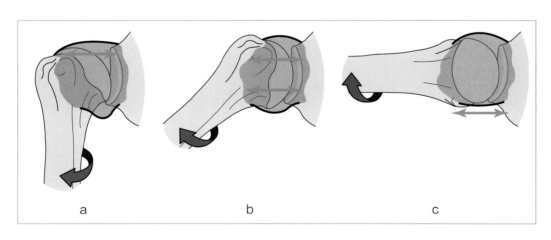

a   b   c

图 7-7 前部支持组织的紧张部位

a. 肩关节第 1 肢位外旋时，前上部关节囊、盂肱上韧带、喙肱韧带紧张。b. 肩关节在 45° 外展位外旋时，前部关节囊、盂肱中韧带紧张。c. 肩关节第 2 肢位外旋时，前下部关节囊、盂肱下韧带前束紧张

后部关节囊

肩关节在轻度外展位（约 45°）内旋时，后部关节囊整体紧张（图 7-9b）。这个组织在结带动作和肩关节在伸展位内旋时紧张收紧。

后下部关节囊、PIGHL

肩关节第 3 肢位内旋时，后下部关节囊和 PIGHL 紧张（图 7-9c）。在第 3 肢位，这些组织的紧张可限制肱骨头后方的不稳定。

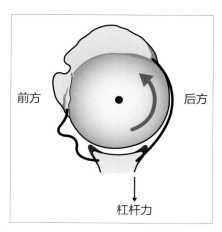

图 7-8 　肩关节内旋时后部关节囊的张力及其作用

后部关节囊的张力与肱骨头的杠杆力一起从后方支撑肱骨头

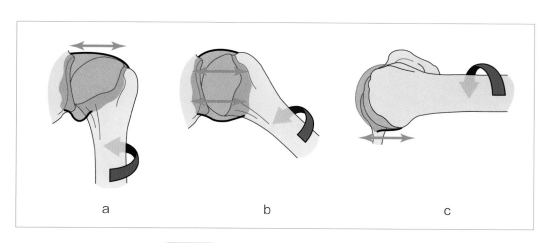

图 7-9 　后部支持组织的紧张部位

a. 肩关节第 1 肢位内旋时，后上部关节囊紧张。b. 肩关节在 45° 外展位内旋时，后部关节囊紧张。c. 肩关节第 3 肢位内旋时，后下部关节囊、盂肱下韧带后束紧张

7.1.2　关节内压和盂肱关节的功能

关节内压的改变会影响关节容量。关节囊收缩时，伴随运动关节内压增大，关节的容量减小；反之，在松弛的关节囊中，随着运动关节内压减小，关节的容量变大。

对于存在肩关节囊挛缩的肩周炎病例，关节运动使关节内压上升，导致疼痛和明显的关节活动受限。

另外，对于存在肩关节囊松弛的松弛肩病例，即使关节达到最大活动度，关节囊也无法获得适当的张力，且肱骨头不稳定，易从关节窝脱离。

7.1.3　斜向平移理论

正常的关节运动中，韧带和关节囊在关节达到最大活动度时紧张，有正常的活动度及稳定性。但是，在韧带和关节囊的伸展性降低的情况下，关节囊的张力在关节最大活动度之前达到极限，并且产生了使肱骨头偏离的力（图7-10）。这种现象被称为斜向平移（oblique translation）理论。

因此，当关节囊中有局部挛缩时，会产生肱骨头偏离轨道、撞击等功能障碍。局部关节囊的硬度不同，发生的撞击也不同，如肩峰下撞击、喙突下撞击、前上方撞击等。

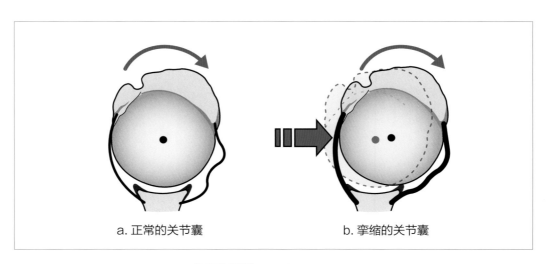

a. 正常的关节囊　　　　　　　　b. 挛缩的关节囊

图 7-10　斜向平移理论

韧带和关节囊生理伸展性降低时，关节达到最大活动度之前张力达到极限，并产生使肱骨头偏离的力

7.2 关节囊韧带挛缩的评估方法

在关节囊韧带挛缩的评估中，为了获得准确的盂肱关节的活动度，必须先固定肩胛骨再进行测量。同时，因为需要排除肌肉收缩的可能性，故此时触诊检查肌肉收缩是非常重要的。

基于以上内容，以下将重点讲解关于关节囊韧带的挛缩和在各肢位的评估方法。

7.2.1 前上部关节囊、盂肱上韧带（SGHL）、喙肱韧带（CHL）的牵伸试验

评估体位为仰卧位。肩关节在第 1 肢位，固定肩胛骨的同时，从内外旋中间位开始做外旋运动。见图 7-11。

这时，如果未达到外旋 45°，疑似为前上部关节囊、SGHL、CHL 的伸展性降低。如果有强挛缩且未达到内外旋中间位，标记为负号。

在进行这项测试时，同时进行冈上肌前部纤维和肩胛下肌上部纤维的触诊。通过触诊，可以确定这些肌肉有无收缩，从而进一步判断这些肌肉的短缩和挛缩是否为限制因素。

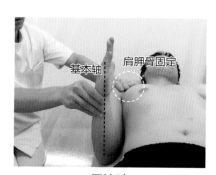

开始时

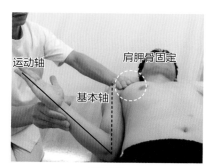

测试时

图 7-11　前上部关节囊、SGHL、CHL 的牵伸试验

肩关节在第 1 肢位，固定肩胛骨。从内外旋中间位开始使肩关节外旋，如未达到 45°，疑似为前上部关节囊、SGHL、CHL 的伸展性降低

7.2.2 前部关节囊、盂肱中韧带（MGHL）的牵伸试验

评估体位为仰卧位。肩关节外展 45°，肘关节屈曲 90° 固定肩胛骨的同时，从内外旋中间位开始做外旋运动。见图 7-12。

如果未达到外旋 70°，疑似为前部关节囊、MGHL 的伸展性降低。如果有强挛缩且未达到内外旋中间位，标记为负号。

在进行这项测试时，同时进行肩胛下肌的触诊。通过触诊，可以确定肌肉有无收缩，从而进一步判断这些肌肉的短缩和挛缩是否为限制因素。

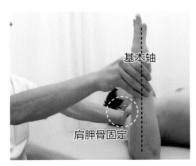

开始时

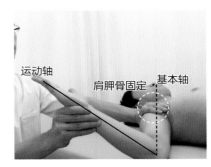

测试时

图 7-12　前部关节囊、MGHL 的牵伸试验

肩关节外展 45°，固定肩胛骨。使肩关节从中间位外旋，如未达到 70°，疑似为前部关节囊、MGHL 的伸展性降低

7.2.3 前下部关节囊、盂肱下韧带前束（AIGHL）的牵伸试验

评估体位为仰卧位。肩关节在第 2 肢位，固定肩胛骨的同时，从内外旋中间位开始做外旋运动。见图 7-13。

如果未达到外旋 50°，可疑似为前下部关节囊、AIGHL 的伸展性降低。如果有强挛缩且未达到内外旋中间位，标记为负号。前下部关节囊有强挛缩且未达到第 2 肢位时，应记录此时的外展角度。

在进行这项测试时，应同时进行肩胛下肌下部纤维的触诊。通过触诊，可以确定肌肉有无收缩，从而进一步判断这些肌肉的短缩和挛缩是否为限制因素。

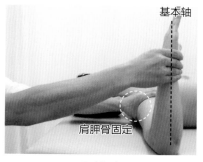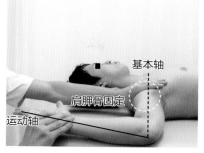

开始时 测试时

图 7-13 前下部关节囊、AIGHL 的牵伸试验

肩关节在第 2 肢位，固定肩胛骨。使肩关节从中间位外旋，如未达到 50°，可疑似为前下部关节囊、AIGHL 的伸展性降低

7.2.4　后上部关节囊的牵伸试验

评估体位为仰卧位，虽然从肩关节第 1 肢位的内旋是后上部关节囊的伸展肢位，然而，如果从该肢位开始内旋运动，前臂将与躯干接触，导致无法进行确认检查。因此，使肩关节轻度屈曲，固定肩胛骨，使肩关节从内外旋中间位开始做内旋运动。见图 7-14。

如果未达到内旋 90°，可疑似为后上部关节囊的伸展性降低。如果有强挛缩且未达到内外旋中间位，标记为负号。

在进行这项测试时，应同时进行冈上肌后部纤维和冈下肌上部纤维的触诊。通过触诊，可以确定肌肉有无收缩，从而进一步判断这些肌肉的短缩和挛缩是否为限制因素。

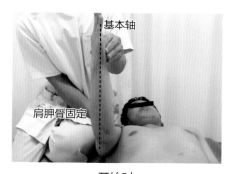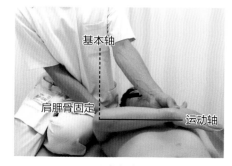

开始时 测试时

图 7-14 后上部关节囊的牵伸试验

肩关节轻度屈曲，固定肩胛骨。使肩关节从中间位内旋，如未达到 90°，可疑似为后上部关节囊的伸展性降低

第 7 章　关节囊韧带引起的肩关节挛缩

7.2.5　后部关节囊的牵伸试验

评估体位为仰卧位。肩关节外展 45°，肘关节屈曲 90° 固定肩胛骨的同时，从内外旋中间位开始做内旋运动。见图 7-15。

如果未达到内旋 70°，可疑似为后部关节囊的伸展性降低。如果有强挛缩且未达到内外旋中间位，标记为负号。

在进行这项测试时，应同时进行冈下肌下部纤维的触诊。通过触诊，可以确定肌肉有无收缩，从而进一步判断这些肌肉的短缩和挛缩是否为限制因素。

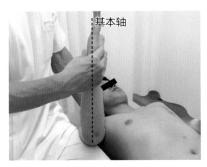

开始时

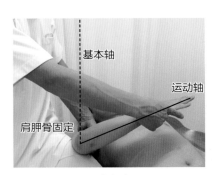

测试时

图 7-15　后部关节囊的牵伸试验

肩关节外展 45°，固定肩胛骨。使肩关节从中间位内旋，如未达到 70°，可疑似为后部关节囊的伸展性降低

7.2.6　后下部关节囊、盂肱下韧带后束（PIGHL）的牵伸试验

评估体位为仰卧位。肩关节在第 3 肢位，固定肩胛骨的同时，从内外旋中间位开始做内旋运动。见图 7-16。

如果未达到内旋 50°，疑似为后下部关节囊、PIGHL 的伸展性降低。如果有强挛缩且未达到内外旋中间位，标记为负号。后下部关节囊有强挛缩且无法达到第 3 肢位时，应记录此时的屈曲角度。

在进行这项测试时，应同时进行冈下肌下部纤维和小圆肌的触诊。通过触诊，可以确定肌肉有无收缩，从而进一步判断这些肌肉的短缩和挛缩是否为限制因素。

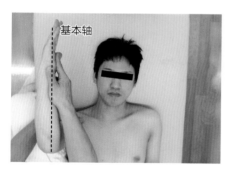
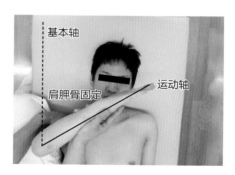

开始时   测试时

图 7-16　后下部关节囊、PIGHL 的牵伸试验

肩关节在第 3 肢位，固定肩胛骨。使肩关节从中间位内旋，如未达到 50° 时，可疑似为后下部关节囊、PIGHL 的伸展性降低

7.3　运动治疗

在运动治疗的实践中，我们将介绍以改善关节囊韧带挛缩为目的的牵伸治疗。

要恢复关节囊韧带的伸展性，重要的是对目标部位进行适当的牵伸刺激。可使用肩关节外展加旋转的牵伸治疗。牵伸治疗的负荷量设定为关节囊紧张到使关节不再活动为止，反复进行此项操作是很有效的。

另外，进行关节囊韧带的牵伸治疗时，最重要的是对关节囊进行准确的牵伸刺激，注意要在充分缓解肌肉挛缩的基础上进行。因此，首先要改善肩袖肌肉的挛缩，然后再进行关节囊韧带的牵伸，这样治疗才能起到作用。关于改善肌肉挛缩的方法请参考第 5 章的相关内容。通过此手法改善关节活动度的案例非常多。

7.3.1　前上部关节囊、SGHL、CHL 的牵伸方法

治疗体位为仰卧位。开始肢位为肩关节外展 20° ~ 30°，一只手握持肱骨头后方，另一只手握持上肢。

具体方法：调节肩关节外旋角度，同时，随着肱骨头向前移位，重复肩关节的伸展、内收运动。根据前上部关节囊、SGHL、CHL 的紧张度，增加肩关节外旋的角度。见图 7-17。

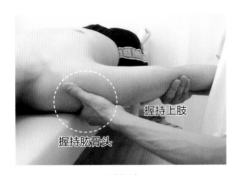
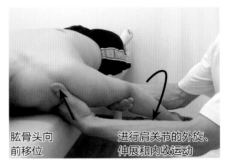

握持上肢

握持肱骨头

肱骨头向
前移位

进行肩关节的外旋、
伸展和内收运动

开始时　　　　　　　　　牵伸时

图 7-17 前上部关节囊、SGHL、CHL 的牵伸方法

　　开始肢位为肩关节外展 20～30°，一只手握持肱骨头后方，另一只手握持上肢。调节肩关节外旋角度，同时，随着肱骨头向前移位，重复肩关节的伸展、内收运动。根据前上部关节囊、SGHL、CHL 的紧张度，增加肩关节外旋的角度

7.3.2　前部关节囊、MGHL 和前下部关节囊、AIGHL 的牵伸方法

　　治疗体位为仰卧位。开始肢位为肩关节外展 30°，一只手握持肱骨头后方，另一只手握持上肢。

　　具体方法：调节肩关节外旋角度，同时，随着肱骨头向前移位，重复肩关节的伸展运动以伸展前部关节囊和 MGHL。然后，增加肩关节外展角度的同时进行外旋运动，牵伸前下部关节囊和 AIGHL。见图 7-18、7-19。

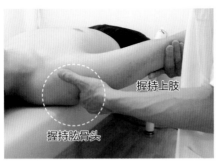
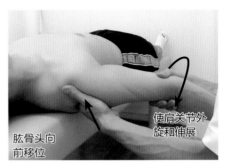

握持上肢

握持肱骨头

肱骨头向
前移位

使肩关节外
旋和伸展

开始时　　　　　　　　　牵伸时

 图 7-18 前部关节囊、MGHL 的牵伸方法

　　开始肢位为肩关节外展 30° 左右，一只手握持肱骨头后方，另一只手握持上肢。调节肩关节外旋角度，同时，随着肱骨头向前移位，重复肩关节的伸展运动

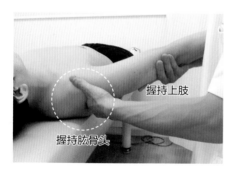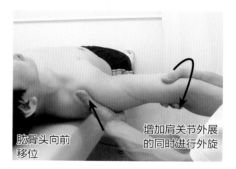

握持上肢

握持肱骨头

开始时

增加肩关节外展
的同时进行外旋

肱骨头向前
移位

牵伸时

图 7-19　前下部关节囊、AIGHL 的牵伸方法

　　开始肢位为肩关节外展 45° 左右，一只手握持肱骨头后方，另一只手握持上肢。增加肩关节外展的角度，同时，随着肱骨头向前移位，重复肩关节的外旋运动

7.3.3　后上部关节囊的牵伸方法

　　治疗体位为仰卧位。开始肢位为肩关节屈曲 20° ~ 30°，一只手握持肱骨头前部，另一只手握持上肢。

　　具体方法：使肱骨头向后移位，调节肩关节内旋角度，同时重复肩关节的伸展、内收运动。根据后上部关节囊的紧张度，增加肩关节内旋的角度。见图 7-20。

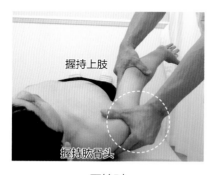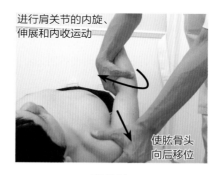

握持上肢

握持肱骨头

开始时

进行肩关节的内旋、
伸展和内收运动

使肱骨头
向后移位

牵伸时

图 7-20　后上部关节囊的牵伸方法

　　开始肢位为肩关节屈曲 20° ~ 30°，一只手握持肱骨头前部，另一只手握持上肢。调节肩关节内旋角度，同时，随着肱骨头向后移位，重复肩关节的伸展、内收运动

7.3.4　后部关节囊的牵伸方法

治疗体位为仰卧位。开始肢位为肩关节外展 30°，一只手握持肱骨头前部，另一只手握持上肢。

具体方法：使肱骨头向后移位，同时重复肩关节的内旋运动。根据后部关节囊的紧张度，增加肩关节内旋的角度。见图 7-21。

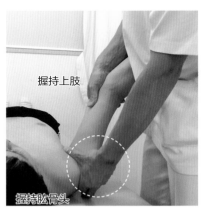

握持上肢

握持肱骨头

进行肩关节的
内旋运动

开始时

牵伸时

图 7-21　后部关节囊的牵伸方法

开始肢位为肩关节外展 30°，一只手握持肱骨头前部，另一只手握持上肢。调节肩关节内旋角度，同时，一边使肱骨头向后移位，一边重复肩关节的内旋运动

7.3.5　后下部关节囊、PIGHL 的牵伸方法

治疗体位为仰卧位。开始肢位为肩关节外展 45°，一只手握持肱骨头前部，另一只手握持上肢。

具体方法：固定肩胛带，调节肩关节内旋角度，同时，随着肱骨头向后移位，进行肩关节的屈曲、内收运动。根据后下部关节囊和 PIGHL 的紧张度，增加肩关节内旋的角度。见图 7-22。

7.3.6　腋囊的牵伸方法

治疗体位为仰卧位。开始肢位为肩关节外展 60°，一只手握持肱骨头上方，另一只手握持上肢。

具体方法：使肱骨头向下移位，同时重复肩关节的外展运动。根据 AP 的紧张度，增加肩关节外展的角度。见图 7-23。

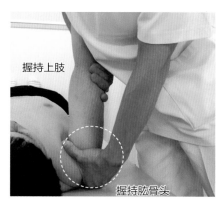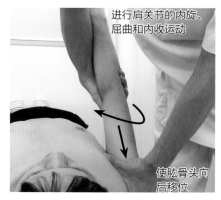

开始时　　　　　　　　　　　　　　　　牵伸时

图 7-22　后下部关节囊、PIGHL 的牵伸方法

开始肢位为肩关节外展 45°，一只手握持肱骨头前部，另一只手握持上肢。调节肩关节内旋角度，同时，随着肱骨头向后移位，重复肩关节的屈曲、内收运动

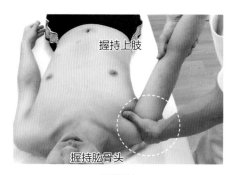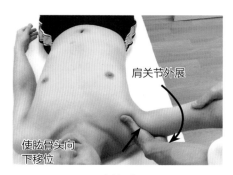

开始时　　　　　　　　　　　　　　　　牵伸时

图 7-23　AP 的牵伸方法

开始肢位为肩关节外展 60° 左右，一只手从握持肱骨头上方，另一只手握持上肢。使肱骨头向下移位，同时重复肩关节的外展运动

参考文献

[1] 秋田恵一：肩の機能解剖．実践反復性肩関節脱臼．菅谷啓之（編），金原出版株式会社．2010, pp20-28.

[2] 林典雄，他：後方腱板と肩関節包との結合様式について．理学療法学 23（8）：522-527, 1996.

[3] 吉田篤，他：肩関節の解剖．関節外科 15（2）：28-38, 1996.

[4] 望月智之，他：肩関節鏡手術のための局所解剖．肩関節鏡視下手術．米田稔，文光堂．2010. pp10-16.

[5] 林典雄：機能解剖学的触診技術 上肢 第 2 版，メジカルビュー社．2011, pp130-133.

[6] 林典雄，他：肩関節の機能解剖．MB Med Reha73：1-8, 2006.

[7] 熊谷匡晃：関節鏡視下肩関節包全周切離術後の運動療法．整形外科運動療法ナビゲーション 上肢．林典雄，他，メジカルビュー社．2008, pp30-33.

[8] 和田卓郎，他：モーション解剖アトラス 上肢・体幹．青木光広（編），メジカルビュー社．2008, pp2-35.

[9] Bigliani LU, et al：Tensile properties of the glenohumeral ligament. J Orthop Res 10：187-197, 1992.

[10] Burkart AC, et al：Anatomy and function of the glenohumeral ligaments in anterior shoulder instability. Clin Orthoprelat Res 400：32-39, 2002.

[11] Wilk KE, et al：Current concepts：the stabilizing structures of the glenohumeral joint. J Orthop Sports PhysTher 25：364-379, 1997.

[12] Patel PR, et al：Anatomy and biomechanics of the coracohumeral and superior glenohumeral ligaments. Trans Orthop Res Soc 21：702, 1996.

[13] O'Connell PW, et al：The contribution of the glenohumeral ligaments to anterior stability of the shoulder joint. Am J Sports Med 18：579-584, 1990.

[14] Ovesen J, et al：Stability of the shoulder joint. Cadaver study of stabilizing structures. Acta Orthop Scand 56：149-151, 1985.

[15] Harryman DT, et al：The role of the rotator interval capsule in passive motion and stability of the shoulder. J Bone Joint Surg74A：53-66, 1992.

[16] Warner JJ, et al：Static capsuloligamentous restraints to superiorinferior translation of the glenohumeral joint. Am J Sports Med 20：675-685, 1992.

[17] Debski RE, et al：In situ force distribution in the glenohumeral joint capsule during anterior-posterior loading. J Orthop Res 17：769-776, 1999.

[18] Debski RE, et al：Contribution of the passive properties of the rotator cuff to glenohumeral stability during anterior-posterior loading. J shoulder Elbow Surg 8：324-329, 1999.

[19] Urayama M, et al：Function of the 3 portions of the inferior glenohumeral ligament：a cadaveric study. J shoulder Elbow Surg 10：589-594, 2001.

[20] Turkel SJ, et al：Stabilizing mechanisms preventing anterior dislocation of the glenohumeral Joint. J Bone Joint Surg 63A：1208-1217, 1981.

[21] Ferrari DA, et al：Capsular ligaments of the shoulder. Anatomical and functional study of the anterior superior capsule. Am J Sports Med 18：20-24, 1990.

[22] Schwartz RE, et al：Capsular restrains to anterior-posterior motion of the abducted shoulder. Orthop Trans 12：727, 1988.

[23] Warner JJ, et al：Static capsuloligamentous restraints to superiorinferior translation of the glenohumeral joint. Am J Sports Med 20：675-685, 1992.

[24] Bowen MK, et al：Ligamentous control of shoulder stability based on selective cutting and static translation experiments. Clin Sports Med 10：757-782, 1991.

[25] Izumi T, et al: Stretching position for the posterior capsule of the glenohumeral joint: Strain measurement using cadaver speciments. AM J Sports Med, 2008.

[26] Wuelker N, et al: Dynamic glenohumeral joint stability. J Shoulder Elbow Surg 7: 43-52, 1998.

[27] Matsen FA Ⅲ et al: Glenohumeral instability. The shoulder, Rockwood CA, et al（eds）, WB Saunders, Philadelphia, pp611-754, 1998.

[28] 皆川洋至, 他：肩の機能解剖と病態. 肩関節鏡視下手術. 米田稔, 文光堂. 2010. pp2-9.

[29] 岩堀祐介：肩関節拘縮に対する手術適応と術式. 肩関節鏡視下手術. 米田稔（編）, 文光堂. 2010, pp155-167.

[30] 尾崎二郎：腱板間隙部の機能障害からみた五十肩の病態. 骨・関節・靭帯 6（1）: 19-23, 1993.

[31] 佐志隆士：不安定肩, 肩関節のMRI. 佐志隆士（編）, メジカルビュー社. 2011, pp90-109, p182-199.

[32] Harryman DT Ⅱ, et al: Translation of humeral head on the glenoid with passive glenohumeral motion. J bone Joint Surg 72A: 1334-1343, 1990.

[33] Neer CS. Impingement lesion. Clin Orthop 173: 70-77, 1983.

[34] 青木光広, 他：肩峰下インピンジメント. 最新整形外科学大系肩関節・肩甲帯. 高岸憲二, 他（編）, 中山書店. 2006, pp230-237.

[35] Ticker JB, et al: Recognition and treatment of refractory posterior capsular contracture of the shoulder. Arthroscopy 16: 27-34, 2000.

[36] Goldtewait JE: An anatomic and mechanical study of the shoulderjoint, explaining many of cases of painful shoulder, many of the recurrent dislocations, and many of the cases of brachial neuralgias or neuritis. Am J Orthop Surg 6: 579-606, 1909.

[37] Gerber, C., et al: The role of the coracoid process in the chronic impingement syndrome. J Bone Joint Surg 67B: 703-708, 1985.

[38] Paulson, M. M., et al: Coracoid impingement syndrome. Rotator interval reconstruction, and biceps tenodesis in the overhead athlete. Orthop Clin North Am 32: 485-493, 2001.

[39] LO IK, et al: The etiology and assessment of subscapularis tendon tears; a case for subcoracoid impingement, the roller-wringer effect, and TUFF lesions of the subscapularis. Arthroscopy 19: 1142-1150, 2003.

[40] 山崎哲也：烏口突起下インンピンジメントに対する鏡視下烏口突起形成術. 別冊整形外科 58: 197-201, 2010.

[41] Kragh JF, et al: Primary coracoid impingement syndrome. Am J Orthop 33: 229-232, 2004.

[42] Patte D: The subcoracoid impingement. Clin Orthop 254: 55-59, 1990.

[43] Paulson MM, et al: Coracoid impingement syndrome, rotator interval reconstruction, and biceps tenodesis in the overhead athlete. Orthop Clin North Am 32: 485-493, 2001.

[44] 伊藤陽一, 他：インピンジメント症候群の管理. MB Orthop 21: 23-30, 2008.

[45] 水掫貴満, 他：腱板断裂を含むインピンジメント症候群における烏口突起形成術. 別冊整形外科 58: 191-196, 2010.

[46] Gerber C, et al: Impingement of the deep surface of the subscapularis tendon and the reflection pulley on the anterosuperiorglenoid rim: A preliminary report. J Shoulder Elbow Surg 9: 483-490, 2000.

[47] 森大祐, 他：前上方関節内インピンジメントを呈した肩甲下筋腱関節面不全断裂単独例に対する鏡視下腱板修復術の治療経験. JOSKAS 35: 500-505, 2010.

[48] Habermeyer P, et al: Anterosuperior impingement of the shoulder as a result of pulley lesions: a prospective arthroscopic study. J Shoulder Elbow Surg 13: 5-12, 2004.

[49] 村木孝行：臨床における硬さ（stiffness）の基礎と評価と治療への応用. 整形外科リハビリテーション研究会誌 vol13: 37-41,2010.

第 8 章
肩胛带功能不全与
肩关节挛缩的关系

8.1 肩胛带周围肌肉的功能解剖和压痛的触诊方法

肩胛胸廓关节是连接躯干和上肢的功能性关节。而且，肩胛带周围肌肉对于肩胛骨在胸廓上的固定起着极其重要的作用。

随着肩关节运动，肩胛骨也以肩锁关节为支点进行旋转运动。

例如，肩关节做前屈、外展运动时，肩胛骨做上旋、后倾运动；肩关节做伸展或内转运动时，肩胛骨做下旋、前倾运动。以上这些肩胛骨运动是随着连接肩胛骨和躯干的肌群的收缩完成的，并与盂肱关节的协调性保持一致。

8.1.1 斜方肌

（1）斜方肌的功能解剖

斜方肌的作用是，上部纤维负责肩胛骨的上提，中部纤维负责肩胛骨的内收，下部纤维负责肩胛骨的下降，并且和前锯肌一起使肩胛骨上旋。见图 8-1、8-2。

有关于斜方肌上部纤维的解剖学方面的文献报道包括：枕骨附着部分的菲薄化，项韧带的缺失、斜方肌上部纤维与胸锁乳突肌附着部的混杂存在，上部纤维与中部纤维、下部纤维的分离等罕见的改变。触诊或治疗必须在掌握这些知识的基础上才能正确进行。

斜方肌中部纤维通过与脊柱结合，形成了被称为"腱镜"的菱形肌的腱板，一侧固定胸椎，另一侧提高肩胛骨内收运动的效率。

斜方肌下部纤维随着肩关节外展角度的增大，肌肉活动量也会增加，而且下部纤维在零位肢体位置时，对于肩胛骨的固定作用极其重要。

（2）斜方肌的压痛

斜方肌对于肩胛骨的运动、支持和姿势的保持等起着重要的作用，但是在挛缩肩的病例中，斜方肌的压痛并不常见。

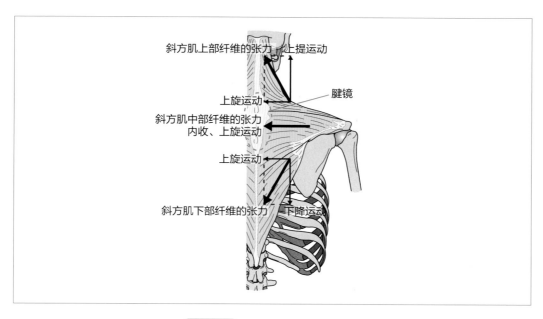

图 8-1 斜方肌的功能解剖

斜方肌上部纤维的张力使肩胛骨上提和上旋，斜方肌中部纤维的张力使肩胛骨内收和上旋，斜方肌下部纤维的张力使肩胛骨下降和上旋

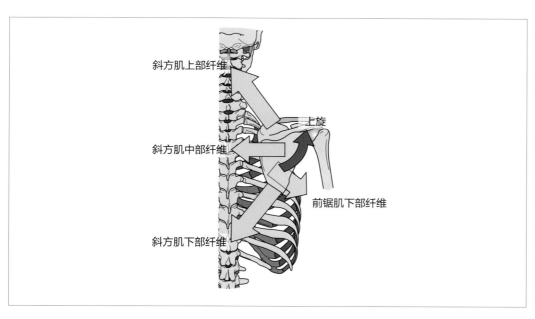

图 8-2 上旋肌群对肩胛骨的作用

斜方肌和前锯肌一起使肩胛骨上旋运动更为顺畅

8.1.2 前锯肌

（1）前锯肌的功能解剖

前锯肌分为上束和下束。上束是起始于第 1 肋骨和第 2 肋骨并终止于肩胛上角的纤维部分，起到肩胛骨外展和下旋的作用。下束是在肩胛骨上角以外终止的纤维，起始于第 2 肋骨的一部分和第 3 肋骨，终止于肩胛下角内侧缘，对肩胛骨起到外展和上旋作用。而且和斜方肌一起起到使肩胛骨上旋并把肩胛骨内侧缘拉向胸廓方向的作用。见图 8-2、8-3。

支配前锯肌的神经是胸长神经，并且上束部也受支配肩胛提肌和菱形肌的第 5、6 颈神经根的分支支配，解剖学上和功能学上称为下旋肌群，这样也比较方便理解。

前锯肌的肋骨附着部和腹外斜肌呈锯齿状交错在一起，被称作 Gerdy 线。作用是在将腹外斜肌固定到胸廓的同时，提高前锯肌对于肩胛骨的作用效率。

前锯肌和菱形肌对肩胛骨的内收和外展起到拮抗作用，又一起起到使肩胛骨固定在胸廓上的作用。胸长神经麻痹引起前锯肌的功能不全会造成翼状肩胛，导致肩关节的屈曲功能出现严重障碍。见图 8-4。

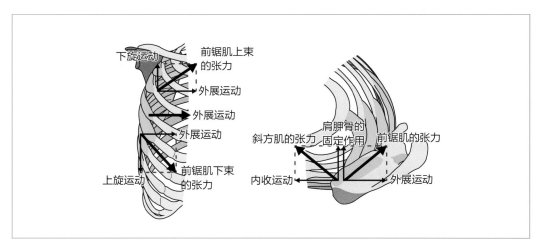

图 8-3　前锯肌对肩胛骨的作用

前锯肌上束的张力使肩胛骨外展和下旋；下束的张力使肩胛骨旋转中心附近的纤维完成纯粹的外展，集中在下角的纤维发挥肩胛骨外展和上旋的作用。前锯肌和斜方肌一起使肩胛骨固定在胸廓上

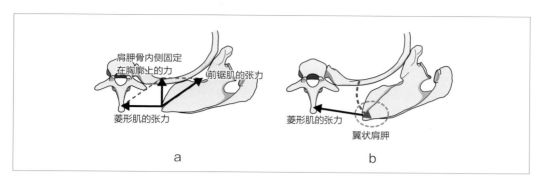

图8-4 前锯肌与菱形肌的合力和肩胛骨的固定功能，以及翼状肩胛

　　前锯肌和菱形肌的合力，产生了将肩胛骨内侧缘固定在胸廓上的牵引力。前锯肌的功能下降时导致对肩胛骨的固定作用减小，造成肩关节屈曲时肩胛骨的内侧缘会浮起，形成翼状肩胛。a. 菱形肌和前锯肌的合力。b. 前锯肌功能下降

（2）前锯肌压痛的触诊方法

　　前锯肌的压痛多见于上束纤维。

　　上束纤维的压痛点：在上角外侧 2 横指、靠近腹侧（斜方肌上部纤维的前方）的位置施加压力时，可以触及第 1 肋骨，此处是压痛的好发之处。见图 8-5。

　　触及第 1 肋骨的同时诱导肩胛骨内收、上旋，此时可以触及上束纤维的肌紧张，据此可确认上束纤维的压痛。

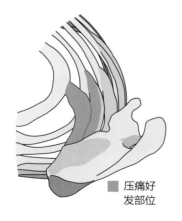

压痛好
发部位

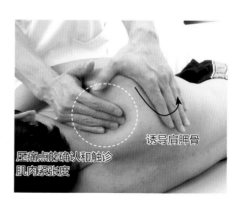

诱导肩胛骨

压痛点的确认和触诊
肌肉紧张度

图8-5　前锯肌的压痛部位和评估方法

　　上束纤维的压痛，大多在上角外侧 2 横指外、腹侧第 1 肋骨附近容易找到。压痛点的触诊方法是，触诊第 1 肋骨的同时，诱导肩胛骨内收、上旋，能确上束纤维的肌紧张

8.1.3 菱形肌

（1）菱形肌的功能解剖

菱形肌的作用是使肩胛骨内收，与胸小肌、肩胛提肌一起进行肩胛骨的下旋运动。见图 8-6、8-7。

菱形肌由肩胛背神经支配，以分布在斜方肌上的颈横动脉深支的贯通支为界，分为大菱形肌和小菱形肌。小菱形肌有通过腱膜与肩胛提肌结合的情况，在触诊和治疗时需要将这些基础知识进行对应。

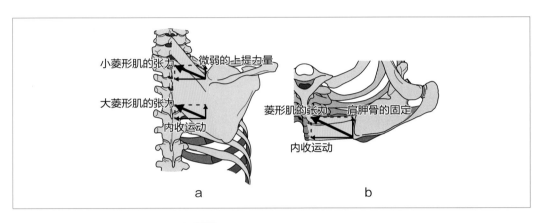

图 8-6 **菱形肌对肩胛骨的作用**

a. 额状面上菱形肌的作用。b. 水平面上菱形肌的作用

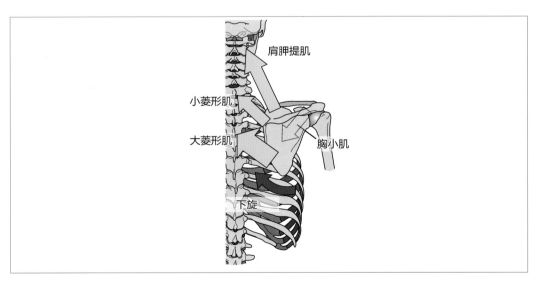

图 8-7 **下旋肌群对肩胛骨的作用**

菱形肌、肩胛提肌、胸小肌一起作用使下旋运动顺利进行

（2）菱形肌压痛的触诊方法

菱形肌的压痛多在大菱形肌和小菱形肌的脊柱侧触及。肩胛骨内侧是压痛的好发部位。见图 8-8。

大菱形肌的压痛点的检查方法是，触诊肩胛冈三角部远侧的肩胛骨的内侧缘，诱导肩胛骨外展、上旋，确认大菱形肌的肌肉紧张，据此可判断大菱形肌的压痛点。

小菱形肌的压痛点的触诊方法是，在肩胛冈三角部近侧的肩胛骨内侧缘，诱导肩胛骨外展、上旋，确认小菱形肌的肌肉紧张，据此可判断小菱形肌的压痛点。

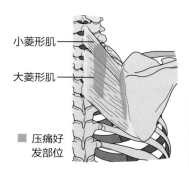 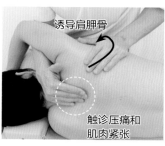 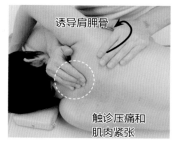

图 8-8 菱形肌压痛的部位和评估方法

菱形肌的压痛，在大菱形肌和小菱形肌的脊柱侧和肩胛骨内侧缘多可触及。大菱形肌压痛的检查方法，在肩胛冈三角部远侧进行触诊，诱导肩胛骨外展、上旋时，确认肌肉紧张。小菱形肌压痛的检查方法，在肩胛冈三角部近侧进行触诊，诱导肩胛骨外展、上旋，确认肌肉紧张

8.1.4　肩胛提肌

（1）肩胛提肌的功能解剖

肩胛提肌的作用是使肩胛骨上提，与菱形肌、胸小肌一起参与肩胛骨的下旋运动。见图 8-7、8-9。

除颈椎以外，肩胛提肌还广泛附着在乳突和枕骨上，参与肩胛骨的悬吊和脊柱姿势的保持。

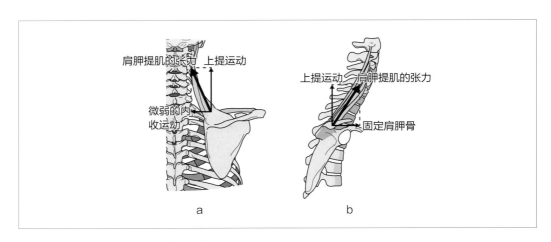

图 8-9　肩胛提肌对肩胛骨的作用

a.后面观，冠状面肩胛提肌的作用。b.侧面观，矢状面肩胛提肌的作用

（2）肩胛提肌压痛的触诊方法

肩胛提肌的压痛，在整个肌腹都能触及。肩胛骨上角附近、颈椎横突附着部周围是压痛的好发部位。见图 8-10。

肩胛提肌的压痛的检查方法是，触诊第 1 颈椎横突至第 4 颈椎横突，诱导肩胛骨上角下降、上旋，确认肩胛提肌的肌肉紧张，据此可判断肩胛提肌的压痛点。

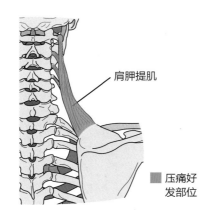

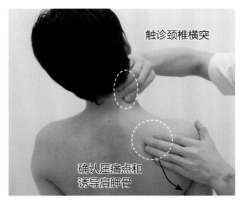

图 8-10　肩胛提肌压痛的部位和评估

肩胛提肌的压痛，在整个肌腹都能触及，特别是在肩胛上角附近最为明显。肩胛提肌压痛的检查方法是，触诊第 1 颈椎横突至第 4 颈椎横突，诱导肩胛骨上角下降、上旋，确认肌肉紧张

8.1.5　胸小肌

（1）胸小肌的功能解剖

胸小肌的作用是肩胛骨的下降和前倾，并且与菱形肌、肩胛提肌共同参与肩胛骨的下旋运动（图8-7、8-11）。肩胛骨被固定时，胸小肌还参与肋骨的上提运动。

（2）胸小肌压痛的触诊方法

胸小肌的压痛，一般在肌腹全长都能触及（图8-12）。特别是喙突侧2～3横指处压痛最强，另外，由于该部位的深层走行着腋神经，严重胸小肌紧张的病例会出现上肢放射性疼痛和感觉麻痹。

胸小肌压痛的检查方法是，触诊喙突的远端，之后诱导肩胛骨向上提、后倾、上旋，确认胸小肌的肌肉紧张，据此可以判断胸小肌的压痛点。

8.2　肩胛胸廓关节功能低下

盂肱关节和肩胛胸廓关节使肩关节的活动度较大，但是，由于上旋肌群的功能降低和下旋肌群的过度紧张，使肩胛骨运动受到阻碍，导致盂肱关节功能障碍并产生疼

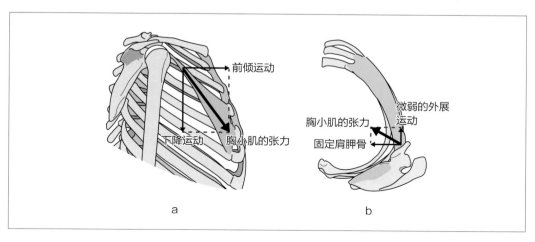

图8-11　胸小肌对肩胛骨的作用

a.侧面观，矢状面胸小肌的作用。b.上面观，水平面胸小肌的作用

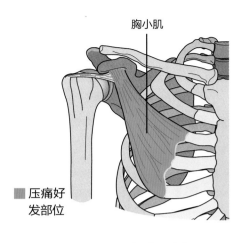
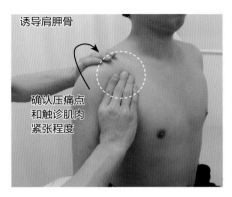

胸小肌

压痛好
发部位

诱导肩胛骨

确认压痛点
和触诊肌肉
紧张程度

图 8-12　胸小肌压痛的部位及评估

胸小肌的压痛，一般于整个肌腹均可触及，特别在喙突外侧 2~3 横指处。由于腋神经在深层走行，所以会出现上肢疼痛和麻痹症状。胸小肌压痛点的检查方法是，触诊喙突的远端，诱导肩胛骨上提、后倾、上旋，确认肌肉紧张

痛。另外，长期的不良姿势（肩胛骨处于外展位、下旋位）也是引起肩关节挛缩的原因之一，而且长期的不良姿势还会导致臂丛神经紧张而引起疼痛，使挛缩难以治愈。

8.2.1　肩胛带的功能障碍与肩峰下撞击综合征的相关性

随着肩关节的外展，肩胛骨后倾、内收、上旋；锁骨上抬、伸展（后移）、后旋。但是，对于肩胛带功能受损的病例，由于肩胛骨的后倾、上旋减少，喙肩弓变窄，引起肩峰下撞击综合征（图 8-13）。

限制肩胛骨和锁骨运动的主要原因是，下旋肌群的挛缩或短缩，以及前胸部周围的肌肉伸展性降低。也就是说，由于前锯肌限制肩胛骨的内收、菱形肌限制肩胛骨的外展、肩胛提肌限制肩胛骨的下降、胸小肌限制肩胛骨的后倾，所以，肩胛骨的生理运动受到限制。另外，不仅仅是肌肉因素，支持肩锁关节及胸锁关节的各种韧带的挛缩也会阻碍肩胛骨运动。例如，肩锁韧带的后部对肩胛骨外展的限制，肩锁韧带的前部对肩胛骨内收的限制，锥状韧带对肩胛冈与锁骨的夹角增大（肩胛骨上旋）的限制，菱形韧带对肩胛冈与锁骨的夹角减小（肩胛骨的下旋）的限制，胸锁前韧带和锁骨间韧带对锁骨伸展的限制，肋锁韧带对锁骨上提的限制。

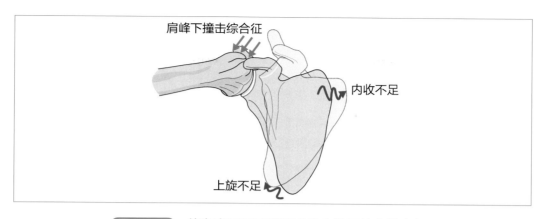

图 8-13　伴有肩胛骨异常运动的肩峰下撞击综合征

　　上提肩关节时，由于肩胛骨后倾不足（前倾增大）、内收不足（外展增大）及上旋不足，相对的喙肩弓变窄，故引发肩峰下撞击综合征

8.2.2　肩胛带的位置不良及异常运动与胸廓出口综合征的相关性

　　对于肩关节上方支持组织粘连出现瘢痕的病例，肩胛骨的外展、下旋，锁骨的下降、前屈会形成特征性回避疼痛的姿势。长期持续的回避疼痛的姿势，对臂丛神经有压迫刺激，有时会引发胸廓出口综合征（图 8-14）。因此，随着肩关节运动，上肢开始出现疼痛和麻痹，此时肩关节挛缩的治疗会变得非常困难。

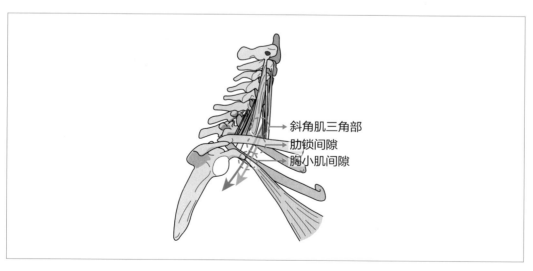

斜角肌三角部
肋锁间隙
胸小肌间隙

图 8-14　胸廓出口综合征

　　胸廓出口综合征，是指臂丛神经、锁骨下动脉在斜角肌三角部、肋锁间隙、胸小肌间隙出现通过障碍，导致上肢疼痛、麻痹，颈部及肩胛骨周围疼痛，倦怠感等，涉及多方面症状的综合征

8.3 肩胛带周围挛缩的评估

进行肩胛带周围挛缩的评估时，很难对肩锁关节、胸锁关节、肩胛胸廓关节进行单独评估，因此应使用综合评估及综合观察的方法。下面对肩胛带周围综合评估的方法进行讲解。这个评估也可作为对肩胛带周围总体硬度的评价。

评估采用侧卧位。髋关节屈曲90°，固定骨盆，同时使肩胛骨下降、内收、后倾、上旋（图8-15）。肩胛带不能到达床面时结果记为阳性。结果为阳性时，首先考虑存在肌肉的伸展性下降。对肩胛提肌、菱形肌、胸小肌进行触诊和牵伸。此时，详细评估是很重要的。确定是肌肉的短缩或挛缩后，对肌肉进行放松及牵伸治疗，然后再次进行挛缩评估。

在肌肉的情况得到改善之后，如果上述评估仍是阳性，要考虑可能存在韧带的伸展性降低。这些韧带包括肩锁韧带、喙锁韧带、胸锁前韧带、肋锁韧带、锁骨间韧带。通过对各韧带的牵伸治疗，解除肩胛带周围组织的挛缩，这样可以有效改善柔韧性。

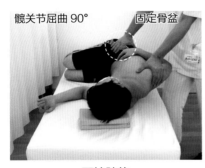 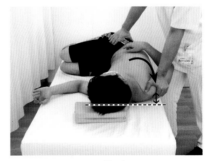

开始肢位　　　　　　　　　　　　　评估时

图 8-15　肩胛带周围挛缩的评估

取侧卧位，髋关节屈曲90°，一边固定骨盆，一边使肩胛骨下降、内收、后倾、上旋。若肩胛骨能到达床面则结果为阴性；若肩胛骨不能到达床面，结果则为阳性，且需要测量肩胛骨到床面的距离

8.4 运动治疗

肩关节挛缩治疗的主要对象，是构成盂肱关节的软组织。但是，在由于不良姿势或者肩胛骨的异常运动等原因造成肩关节功能障碍或活动受限时，肩胛骨周围软组织也要一并进行治疗。

肩胛带周围组织的治疗方法。对于挛缩或短缩的肌肉组织，可使用放松（relaxation）或牵伸（stretch）；韧带的挛缩采用牵伸（stretch），目的是获得软组织的伸展性。

8.4.1 肩胛骨周围肌肉的治疗

（1）前锯肌的放松和牵伸

治疗体位采用侧卧位。评估压痛和观察肌肉紧张，明确肌肉的挛缩和短缩。治疗师用一只手触诊前锯肌的紧张度，另一只手轻轻握持肩胛带，并以此作为治疗的开始肢位。

前锯肌上束的治疗：使肩胛骨轻微内收和上旋，可以增加伸展。然后，伸展到感到抵抗增加，在肩胛骨外展和下旋方向上进行轻度等长收缩，以促进Ⅰb抑制。之后，切换为辅助主动运动，在关节可活动范围内诱导肌肉收缩以获得放松，获得放松之后再进行牵伸。见图8-16。

前锯肌下束的治疗：使肩胛骨轻微内收和下旋，可触及前锯肌下束部的伸展。然后，伸展到感到抵抗增加，在肩胛骨的外展和上旋方向上进行轻度等长收缩，促进Ⅰb抑制。之后，切换为辅助主动运动，通过在关节可活动范围内诱导肌肉收缩以获得放松，之后再进行牵伸。见图8-17。

在关节可活动范围内诱导肌肉收缩并与运动同步，这是使挛缩的肩胛带获得有效的放松和牵伸的技巧。有节奏地重复这一系列动作，直到肌肉紧张和压痛得到改善为止。

（2）菱形肌的放松和牵伸

治疗体位采取侧卧位。评估压痛和肌肉紧张，明确肌肉的挛缩和短缩。治疗师用一只手触诊菱形肌的紧张度，另一只手轻轻握持肩胛骨的内缘，并以此为治疗的开始肢位。

大菱形肌的治疗：使肩胛骨轻微外展和上旋，将止点从第2～5胸椎棘突上拉离

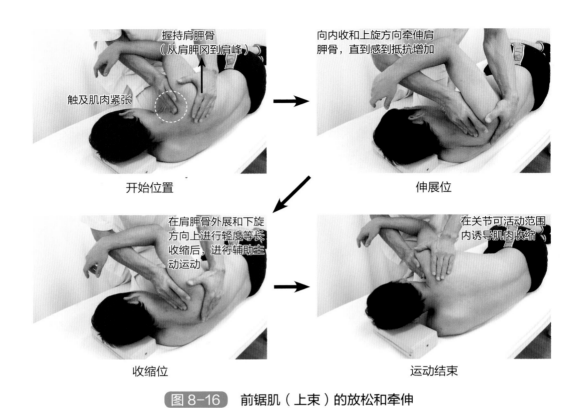

握持肩胛骨
（从肩胛冈到肩峰）

触及肌肉紧张

开始位置

向内收和上旋方向牵伸肩胛骨，直到感到抵抗增加

伸展位

在肩胛骨外展和下旋方向上进行轻度等长收缩后，进行辅助主动运动

收缩位

在关节可活动范围内诱导肌肉收缩

运动结束

图 8-16　前锯肌（上束）的放松和牵伸

有节奏地重复这一系列动作，直到肌肉紧张和压痛得到改善为止

似地牵伸，可以触及大菱形肌的伸展。然后，伸展到感到抵抗增加，在肩胛骨内收和下旋方向上进行轻度等长收缩，促进 I b 抑制。然后，切换为辅助主动运动，在关节可活动范围内诱导肌肉收缩，以获得放松，之后进行牵伸。见图 8-18。

在关节活动范围内诱导肌肉收缩并与运动同步，这是获得有效的放松和牵伸的技巧。有节奏地重复这一系列动作，直到肌肉紧张和压痛得到改善为止。

小菱形肌的治疗：使肩胛骨轻微外展、上旋，将止点从第 7 颈椎、第 1 胸椎棘突上拉离似地牵伸，可以触及小菱形肌的伸展。然后，伸展到感到抵抗增加，在肩胛骨内收和下旋方向上进行轻度等长收缩，以促进 I b 抑制。之后，切换为辅助主动运动，在关节可活动范围内诱导肌肉收缩以获得放松，然后进一步进行牵伸。见图 8-19。

在关节活动范围内诱导肌肉收缩并与运动同步，这是获得有效的放松和牵伸的技巧。有节奏地重复这一系列动作，直到肌肉紧张和压痛得到改善为止。

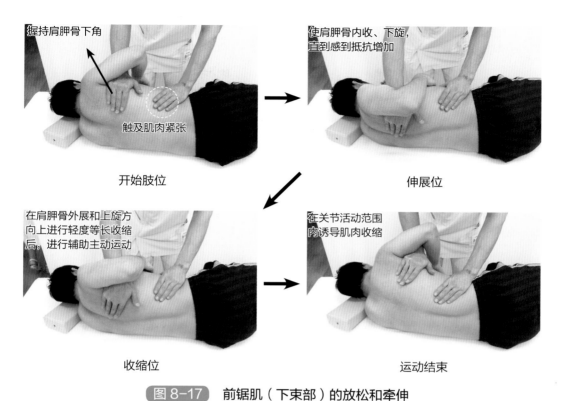

开始肢位 触及肌肉紧张 握持肩胛骨下角

使肩胛骨内收、下旋,直到感到抵抗增加

伸展位

在肩胛骨外展和上旋方向上进行轻度等长收缩后,进行辅助主动运动

收缩位

在关节活动范围内诱导肌肉收缩

运动结束

图 8-17　前锯肌（下束部）的放松和牵伸

有节奏地重复这一系列动作，直到肌肉紧张和压痛得到改善为止

（3）肩胛提肌的放松和牵伸

治疗体位采取侧卧位。评估压痛和肌肉紧张，明确肌肉的挛缩和短缩。治疗师用一只手触诊肩胛提肌的紧张度，另一只手轻轻握持肩胛骨的上角，并以此为治疗的开始肢位。

使肩胛骨轻微下降和上旋，将止点从第 1~4 颈椎横突上拉离似地牵伸，可以触及肩胛提肌的肌肉紧张。然后，在伸展到感到抵抗增加，在肩胛骨上提和下旋方向上进行轻度等长收缩，以促进 I b 抑制。之后，切换为辅助主动运动，在关节可活动范围内诱导肌肉收缩以获得放松，然后再进行牵伸。见图 8-20。

在关节可活动范围内诱导肌肉收缩并与运动同步，这是获得有效的放松和牵伸的技巧。有节奏地重复这一系列动作，直到肌肉紧张和压痛得到改善为止。

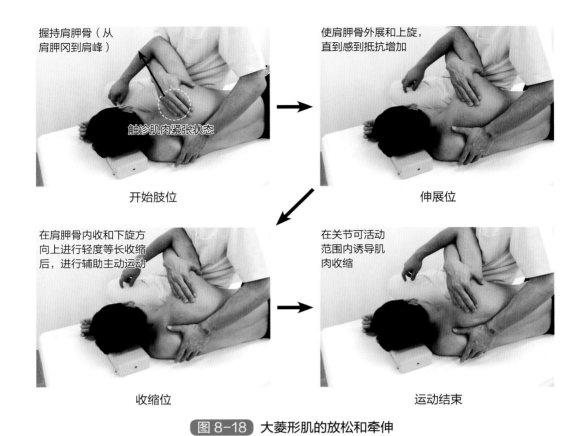

握持肩胛骨（从
肩胛冈到肩峰）

触诊肌肉紧张状态

开始肢位

使肩胛骨外展和上旋，
直到感到抵抗增加

伸展位

在肩胛骨内收和下旋方
向上进行轻度等长收缩
后，进行辅助主动运动

收缩位

在关节可活动
范围内诱导肌
肉收缩

运动结束

图 8-18 大菱形肌的放松和牵伸

有节奏地重复这一系列动作，直到肌肉紧张和压痛得到改善为止

（4）胸小肌的放松和牵伸

治疗体位采用侧卧位。评估压痛和肌肉紧张，明确肌肉的挛缩和短缩。治疗师用一只手触诊胸小肌的紧张度，另一只手轻轻握持肩胛带（肩胛冈和锁骨），并以此为治疗的开始肢位。

使肩胛骨轻度上提、后倾、上旋，可以触及胸小肌紧张。然后，伸展到感到抵抗增加，在肩胛骨的下降、前倾、下旋方向上进行轻度等长收缩，以促进 I b 抑制。之后，切换为辅助主动运动，在关节可活动范围内诱导肌肉收缩以获得放松，之后进一步进行牵伸。见图 8-21。

运动的同时，在关节可活动范围内诱导肌肉收缩，这是获得有效的放松和牵伸的技巧。有节奏地重复这一系列动作，直到肌肉紧张和压痛得到改善为止。

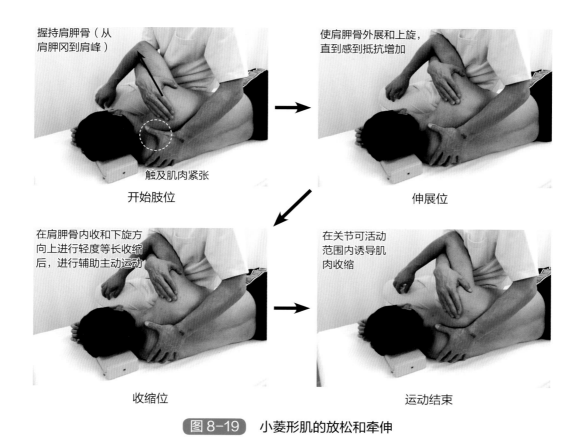

握持肩胛骨（从肩胛冈到肩峰）

触及肌肉紧张

开始肢位

使肩胛骨外展和上旋，直到感到抵抗增加

伸展位

在肩胛骨内收和下旋方向上进行轻度等长收缩后，进行辅助主动运动

收缩位

在关节可活动范围内诱导肌肉收缩

运动结束

图 8-19　小菱形肌的放松和牵伸

有节奏地重复这一系列动作，直到肌肉紧张和压痛得到改善为止

8.4.2　肩胛骨周围韧带的治疗

（1）肩锁韧带的牵伸

治疗体位采用侧卧位。使韧带至伸展位，确认韧带是否紧张。治疗师用一只手触诊肩锁关节，另一只手握持肩胛骨，并以此为治疗的开始肢位。

肩锁韧带前部纤维的牵伸。使肩胛骨相对于锁骨进行内收并向后滑动。在触及肩锁韧带前部纤维紧张度增加的同时进行牵伸，伸展到感到抵抗增加，使肩胛骨恢复到开始肢位。有节奏地重复这一系列动作，直到韧带得到伸展为止。见图 8-22a。

肩锁韧带后部纤维的牵伸，使肩胛骨相对于锁骨进行外展并向前方滑动。在触及肩锁韧带后部纤维紧张度增加的同时进行牵伸，伸展到感到抵抗增加，让肩胛骨恢复到开始肢位。有节奏地重复这一系列动作，直到韧带得到伸展为止。见图 8-22b。

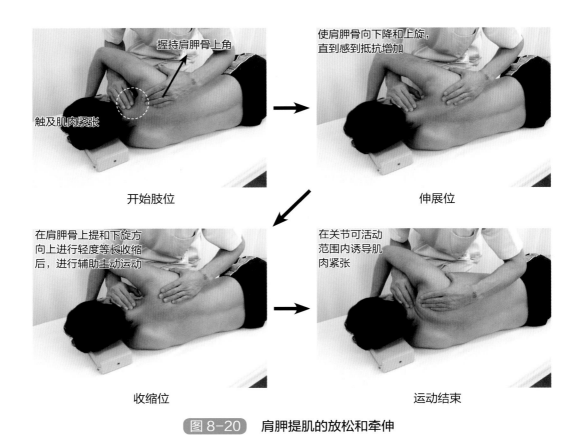

开始肢位   触及肌肉紧张   握持肩胛骨上角

伸展位   使肩胛骨向下降和上旋，直到感到抵抗增加

收缩位   在肩胛骨上提和下旋方向上进行轻度等长收缩后，进行辅助主动运动

运动结束   在关节可活动范围内诱导肌肉紧张

图 8-20   肩胛提肌的放松和牵伸

有节奏地重复这一系列动作，直到肌肉紧张和压痛得到改善为止

（2）喙锁韧带的牵伸

治疗体位采用侧卧位。使韧带到伸展位，确认韧带是否紧张。治疗师用一只手触诊喙突和锁骨，另一只手握持肩峰，以此为治疗的开始肢位。

牵伸锥状韧带，使肩胛骨上旋。在触及锥状韧带紧张度增加的同时进行牵伸，伸展到感到抵抗增加，使肩胛骨恢复到开始肢位。有节奏地重复这一系列动作，直到韧带得到伸展为止。见图 8-23a。

牵伸菱形韧带，使肩胛骨下旋。在触及菱形韧带紧张度增加的同时进行牵伸，伸展到感到抵抗增加，使肩胛骨恢复到开始肢位。有节奏地重复这一系列动作，直到韧带得到伸展为止。见图 8-23b。

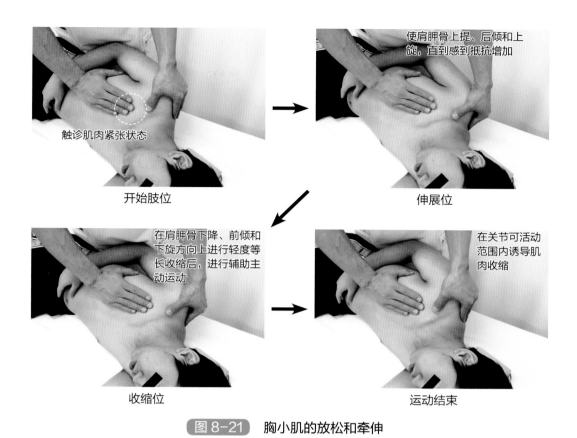

开始肢位

触诊肌肉紧张状态

使肩胛骨上提、后倾和上旋，直到感到抵抗增加

伸展位

在肩胛骨下降、前倾和下旋方向上进行轻度等长收缩后，进行辅助主动运动

收缩位

在关节可活动范围内诱导肌肉收缩

运动结束

图 8-21 胸小肌的放松和牵伸

有节奏地重复这一系列动作，直到肌肉紧张和压痛得到改善为止

（3）胸锁前韧带、肋锁韧带、锁骨间韧带的牵伸

治疗体位采用侧卧位。使韧带至伸展位，确认韧带是否紧张。

胸锁前韧带的牵伸：治疗师用一只手触诊胸锁关节的前部，另一只手握持锁骨远端，并以此作为治疗的开始肢位。使锁骨的下降和向后伸展。在触及随着胸锁前韧带紧张度增加的同时进行牵伸，伸展到感到抵抗增加，使锁骨恢复到开始肢位。有节奏地重复这一系列动作，直到韧带得到伸展为止。见图 8-24。

肋锁韧带的牵伸：治疗师用一只手触诊第 1 肋骨与锁骨的间隙，另一只手握持锁骨远端，并以此作为治疗的开始肢位。保持锁骨上提 20°，治疗师施行被动伸展运动。在触及肋锁韧带紧张度增加的同时进行牵伸，伸展到感到抵抗增加，使锁骨恢复到开始肢位。有节奏地重复这一系列动作，直到韧带、肌肉得到伸展为止。见图 8-25。

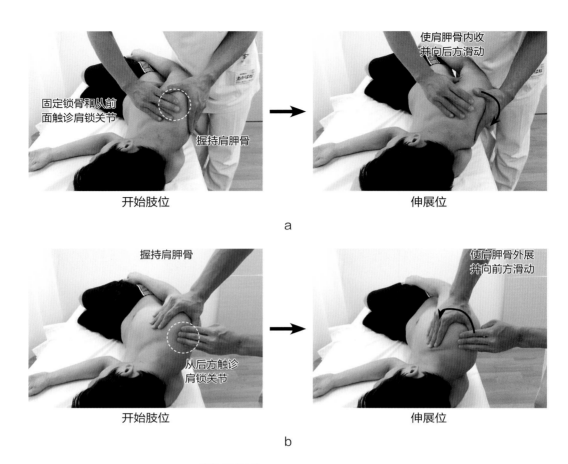

固定锁骨和从前
面触诊肩锁关节

握持肩胛骨

使肩胛骨内收
并向后方滑动

开始肢位

伸展位

a

握持肩胛骨

使肩胛骨外展
并向前方滑动

从后方触诊
肩锁关节

开始肢位

伸展位

b

图 8-22　肩锁韧带的牵伸

有节奏地重复这一系列动作，直到韧带得到伸展为止。a. 前部纤维。b. 后部纤维

　　锁骨间韧带的牵伸：治疗师用一只手触诊锁骨胸骨端和颈椎切迹，另一只手握持锁骨远端，并以此作为治疗的开始肢位。使锁骨充分下降，同时进行向后伸展运动。在触及锁骨间韧带紧张度增加的同时进行牵伸，伸展到感到抵抗增加，使锁骨恢复到开始肢位。有节奏地重复这一系列动作，直到韧带得到伸展为止。见图 8-26。

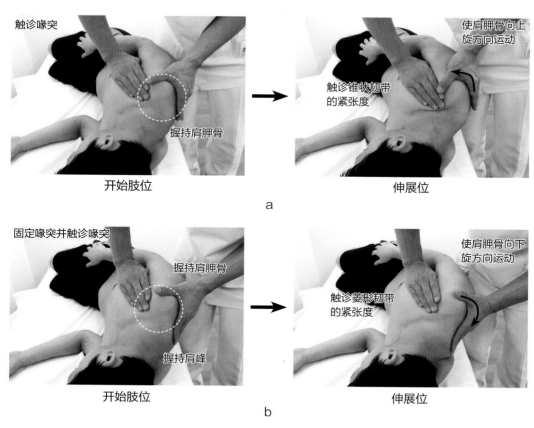

触诊喙突

握持肩胛骨

开始肢位

使肩胛骨向上旋方向运动

触诊锥状韧带的紧张度

伸展位

a

固定喙突并触诊喙突

握持肩胛骨

握持肩峰

开始肢位

使肩胛骨向下旋方向运动

触诊菱形韧带的紧张度

伸展位

b

图 8-23 喙锁韧带的牵伸

有节奏地重复这一系列动作，直到韧带得到伸展为止。a. 锥状韧带。b. 菱形韧带

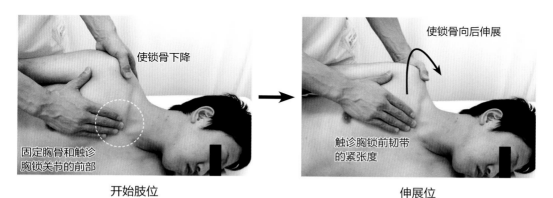

使锁骨下降

固定胸骨和触诊胸锁关节的前部

开始肢位

使锁骨向后伸展

触诊胸锁前韧带的紧张度

伸展位

图 8-24 胸锁前韧带的牵伸

有节奏地重复这一系列动作，直到韧带得到伸展为止

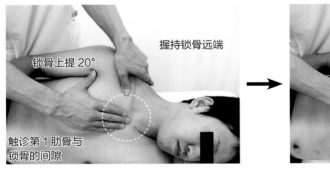
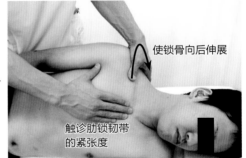

握持锁骨远端

锁骨上提 20°

使锁骨向后伸展

触诊第 1 肋骨与
锁骨的间隙

触诊肋锁韧带
的紧张度

开始肢位

伸展位

图 8-25　肋锁韧带的牵伸

有节奏地重复这一系列动作，直到韧带得到伸展为止

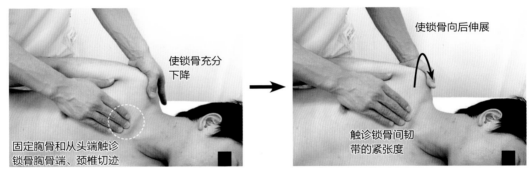

使锁骨充分
下降

使锁骨向后伸展

固定胸骨和从头端触诊
锁骨胸骨端、颈椎切迹

触诊锁骨间韧
带的紧张度

开始肢位

伸展位

图 8-26　锁骨间韧带的牵伸

有节奏地重复这一系列动作，直到韧带得到伸展为止

第 8 章　肩胛带功能不全与肩关节挛缩的关系

212

参考文献

［ 1 ］ Nishi S： Miologio de la Japano. Statistika raportopri muskolanomaliojce japanoj. Ⅲ. Muskoloj de trunko （1）. Med Sci 2： 109-121, 1953.

［ 2 ］ 秋田恵一： 肩甲帯の解剖から見た肩こり・痛み. 肩のこり・痛みの診かた治しかた. 菅谷啓之（編）, 全日本病院出版社. 2011, pp6-14.

［ 3 ］ RahmanH, et al： An anomalous cleido-occipital muscle. ActaAnat 150： 156-158, 1994.

［ 4 ］ 林典雄, 他： 胸郭出口症候群に対する運動療法とその成績について. The Journal of Clinical Physical Therapy 7： 6-9, 2004.

［ 5 ］ 横須賀均, 他： 僧帽筋欠如の1 例. 岩医大歯科誌 7： 88-92, 1982.

［ 6 ］ 見目智紀, 他： 僧帽筋の機能—僧帽筋欠損症 2 例からの考察—. 肩関節 33： 571-574, 2009.

［ 7 ］ 林典雄： 機能解剖学的触診技術 上肢 第 2 版, メジカルビュー社. 2011, pp108-133, 202-222.

［ 8 ］ 林典雄, 他： 肩関節の機能解剖. MB Med Reha 73： 1-8, 2006.

［ 9 ］ 山口光圀, 他： 肩関節, Cuff-Y exercise. 整形外科理学療法の理論と技術. 山嵜勉（編）, メジカルビュー社. 2001, pp202-251.

[10] Hamada J, et al： A cadaveric study of serratus anterior muscle and long thoracie nerve. JSES 17： 790-794, 2008.

[11] 加藤清忠, 他： 肩甲挙筋、菱形筋および前鋸筋の形態学的解析. 解剖誌 53： 229-256, 1978.

[12] 壇順司, 他： 運動器の機能解剖 肩関節 7. 理学療法 21 （8）： 1012-1016, 2004.

[13] Wiater JM, et al： Long thoracic nerve injury. Clin Orthop 368： 17-27, 1999.

[14] 信原克哉： 肩 その機能と臨床 第 3 版, 医学書院, 2001.

[15] 和田卓郎, 他： モーション解剖アトラス 上肢・体幹. 青木光広（編）, メジカルビュー社. 2008, pp2-35.

[16] 浜田純一郎： 肩こりの文化的背景および原発性肩こりの診察と治療法. 菅谷啓之（編）, 全日本病院出版社. 2011, pp42-47.

[17] 山崎正博, 他： 肩甲挙筋背側迷束, 特にその神経分布様式. 解剖誌 57： 97-104, 1982.

[18] 島田幸造： 神経麻痺／損傷. 肩の外来. 越智隆弘, 他（編）, メジカルビュー社. 2002, pp169-178.

[19] Ludewig PM, et al： Alterations in shoulder kinematics and associated muscle activity in people with symptoms of shoulder impingement 80： 276-291, 2000.

[20] Lukasiewicz AC, et al： Comparison of 3-dimensional scapular position and orientation between subjects with and without shoulder impingement. J Orthop Sports PhysTher 29： 574-583, 1999.

[21] Borstad JD, et al： The effect of long versus short pectoralis minor resting length on scapular kinematics in healthy individuals. J Orthop Sports PhysTher 35： 227-238, 2005.

[22] 細居雅敏： 胸郭出口症候群牽引型に対する運動療法. 整形外科運動療法ナビゲーション 上肢. 林典雄, 他, メジカルビュー社. 2008, pp26-29.

[23] 北村齢男, 他： 胸郭出口症候群. MB Orthop 23 （3）： 15-22, 2010.

[24] Finley MA, et al： Effect of sitting posture on 3-dimensional scapular kinematics measured by skin-mounted electromagnetic tracking sensors. Arch Phys Med Rehabil 84： 563-568, 2003.

[25] Ide J, et al： Compression and stretching of brachial plexus in thoracic outlet syndrome： correlation between neuroradiographic findings and signs and symptoms produced by provocation manoeuvres. J Hand Surg 28-B： 218-223,2003.

附录　各旋转肢位下旋转运动时伸展的软组织

进行肩关节挛缩评估时，可以从对第 1 肢位、第 2 肢位、第 3 肢位旋转活动度的评估中获得非常多的信息。特别是各肢位下旋转运动时伸展的软组织，在临床上有非常重要的意义。因此，下面就各肢位下旋转运动时伸展的软组织进行总结。希望对肩关节挛缩的评估有所帮助。

附表1　各旋转肢位下旋转运动时伸展的软组织

肢位及动作	伸展的软组织
第 1 肢位下的外旋	冈上肌前部纤维、冈下肌上部纤维、肩袖疏松部、喙肱韧带、前上方关节囊、盂肱上韧带
第 1 肢位下的内旋	冈上肌后部纤维、冈下肌上部纤维（横行纤维）、后上方关节囊
第 2 肢位下的外旋	冈下肌下部纤维、前下方关节囊、盂肱中韧带、盂肱下韧带前束
第 2 肢位下的内旋	冈下肌下部纤维（斜行纤维）、后下方关节囊
第 3 肢位下的外旋	大圆肌、关节囊前下方
第 4 肢位下的内旋	小圆肌、关节囊后下方、盂肱下韧带后束